"**60**岁开始读"
科普教育丛书

上海市学习型社会建设与终身教育促进委员会办公室 / 指导
上海科普教育促进中心 / 组编

健忘不可怕

王 刚 主 编

U0295171

上海交通大学出版社
上海科学技术出版社
上海教育出版社

图书在版编目（ＣＩＰ）数据

健忘不可怕 / 上海科普教育促进中心组编 ；王刚主编. -- 上海 ：上海交通大学出版社 ：上海科学技术出版社，2021.12（2024.11重印）
（"60岁开始读"科普教育丛书）
本书与"上海教育出版社"合作出版
ISBN 978-7-313-25948-6

Ⅰ. ①健… Ⅱ. ①上… ②王… Ⅲ. ①健忘－防治－普及读物 Ⅳ. ①R749.7-49

中国版本图书馆CIP数据核字(2021)第241601号

健忘不可怕

（"60岁开始读"科普教育丛书）

上海科普教育促进中心　组编

王　刚　主　编

上海交通大学出版社　出版、发行
（上海市番禺路 951 号　邮政编码 200030）
上海盛通时代印刷有限公司印刷
开本 889×1194　1/32　印张 6
字数 92 千字
2021 年 12 月第 1 版　2024 年 11 月第 3 次印刷
ISBN 978-7-313-25948-6
定价：20.00 元

本书如有缺页、错装或坏损等严重质量问题，
请向工厂联系调换：021-37910000

内容提要

INFORMATIVE ABSTRACT

"60岁开始读"科普教育丛书是专门为老年人群体打造的实用生活百科全书。这套丛书分为"老有所能、老有所享、老有所养、老有所乐、老有所医"五个板块。本书是"老有所养"板块下的分册——《健忘不可怕》。

阿尔茨海默病是老年期常见病，多发生于老年期和老年前期，是一种以进行性认知功能障碍和精神行为损害为特征的神经系统疾病，主要表现有记忆障碍、失语、失用、失认、视空间能力损害、抽象思维和计算能力损害、人格和行为改变等，可通过药物治疗改善，但目前尚不能被治愈。

希望通过本书的科普，能让更多的阿尔茨海默病患者得到早期诊断、合理治疗和贴心护理，从而安闲享受晚年生活。

编 委 会

"60岁开始读"科普教育丛书

本书编委会

主　　编　王　刚

副主编　李冠军　朱　圆

学术秘书　崔诗爽

图片设计　王　菁

编　　委（按姓氏拼音排序）

总序

党的十九大报告中指出：办好终身教育，加快建设学习型社会。这是推动全民科学素质持续提升的重要手段，对于实现中国梦有着重大意义。为全面贯彻落实党的十九大精神与《全民科学素质行动计划纲要实施方案（2021—2035 年）》具体要求，近年来，上海市终身教育工作以习近平新时代中国特色社会主义思想为指导、以人民利益为中心、以"构建服务全民终身学习的教育体系"为发展纲要，稳步推进"五位一体"与"四个全面"总体布局。在具体实施过程中，围绕全民教育的公益性、普惠性、便捷性，充分调动社会各类资源参与全民素质教育工作，进一步实现习近平总书记提出的"学有所成、学有所为、学有所乐"指导方针，引导民众在知识的海洋里尽情踏浪追梦，切实增强全民的责任感、荣誉感、幸福感和获得感。

随着我国人口老龄化态势的加速，如何进一步提高中老年市民的科学文化素养，尤其是如何通过学习科普知识提升老年朋友的生活质量，把科普教育作为提高城市文明程度、促进人的终身发展的方式已成为广大老年教育工作者和科普教育工作者共同关注的课题。为此，上海市学习型社会建设与终身教育促进委员会办公室组织开展了一系列中老年科普教育活动，并由此产生了上海科普教育促进中心组织编写的"60 岁开始读"科普教育丛书。

"60 岁开始读"科普教育丛书，是一套适宜普通市民，尤其是老年朋友阅读的科普书籍，其内容着眼于提高老年朋友的科学素养与健康文明的生活意识和水平。本套系列丛书为第八套，共 5 册，分别为《智能一点通》《享低碳未来》《健忘不可怕》《远离传染病》《爱眼爱生活》，内容包括与老年朋友日常生活息息相关的科学资讯、健康指导。

　　这套丛书通俗易懂，操作性强，能够让广大老年朋友在最短的时间内掌握原理并付诸应用。我们期盼本书不仅能够帮助广大读者朋友跟上时代步伐、了解科技生活，更自主、更独立地成为信息时代的"科技达人"，也能够帮助老年朋友树立终身学习观，通过学习拓展生命的广度、厚度与深度，为时代发展与社会进步，更为深入开展全民学习、终身学习，促进学习型社会建设贡献自己的一份力量。

前言

当前，我国老龄化人口的总量和比例正逐渐呈现快速增长的趋势，由此带来的一系列诸如医疗保健、社会福利等方面的问题也日显明朗和紧迫，对当代社会构成一个不容回避的挑战。伴随着这种大环境，以阿尔茨海默病为代表的老年性神经退行性疾病的发病率和患病率也进入了前所未有的"加速期"。2020年第七次全国人口普查结果显示，60岁及以上人口为264 018 766人，占全国所有人口的18.70%，其中65岁以上人口为190 635 280人，占13.50%。我国人口老龄化程度进一步加深，随之而来与老龄化相关的疾病发病率、患病率及死亡率均显著增高，给社会带来了沉重压力。其中，阿尔茨海默病的发病人数持续增加，社会经济负担日益明显，已成为严重危害我国城乡居民的重大疾病和社会问题。据近期一项全国性横断面研究显示，中国 60 岁及以上人群有 1 507 万痴呆患者，其中阿尔茨海默病患者 983 万，血管性痴呆患者 392 万，其他痴呆患者 132 万。另估算出，中国 60 岁以上轻度认知损害疾病的患病率为 15.5%，患者人数达 3 877 万，并且患者的年治疗成本逐年上升。然而，与此不相对应的是，目前在我国阿尔茨海默病仍然存在诊断率和治疗率偏低的现况，专科医生少，公众认知低，普通大众乃至患者对阿尔茨海默病知之甚少，甚至还存在种种认知误区，对疾病的危害性缺乏应有的认识。一旦不幸患病，又往往不知所措，甚至会病急乱投医，轻信虚假广告的宣传，误入歧途。因此，在全社会广泛开展对以阿尔茨海默病为代表的重大疾病的科普宣传教育成为一种当务之需，而我们医务工作者也深感在患者及其家属，甚至广大的普通大众中宣传疾病科普知识的迫切性和重要性。

为了贯彻落实《健康中国行动（2019—2030 年）》有关要求，采取有效措施，预防和减缓阿尔茨海默病的发生，降低家庭与社会负担，同时响应 WHO：《失智症（AD）公共卫生应对策略全球行动计划（2017—2025）》，让每一位老人能安享一个健康、幸福、有温度、有尊严、有品质的晚年，更好地助力创建"健康老龄化社会"，这也是撰写"60 岁开始读"老年科普读物之一《健忘不可怕》的初衷和编写者们的心愿。有鉴于此，由本书主编——上海交通大学医学院附属瑞金医院神经内科王刚主任医师带领的认知障碍诊疗团队，组织上海市精神卫生中心、上海交通大学医学院附属第九人民医院、上海中医药大学附属上海市中西医结合医院、同济大学附属上海东方医院神经内科等单位专家联合编写了原创性的科普专著《健忘不可怕》，旨在将有关医学知识通俗化、科普化，使大众更好地了解相关疾病的危害性、诊断知识和防治措施，使本书成为一本为大众建造"健康课堂"的教科书。

　　本书博采众长，内容通俗易懂而不失前沿性、权威性，书中涵盖阿尔茨海默病的定义、常见症状和诊断，阿尔茨海默病的药物治疗，阿尔茨海默病患者的居家护理及康复治疗，阿尔茨海默病的最新治疗前景，以及阿尔茨海默病患者和家庭成员所遇到的伦理和法律问题，用通俗易懂的语言，配以鲜活形象的图片，深入浅出，层层递进，让读者在轻松的氛围中阅读后，知晓并领悟"健忘不可怕"，为老年朋友、家属及陪护者提供帮助，排忧解难。

　　希望本书的出版，能为我国老年神经退行性疾病科普宣教事业的发展献上一份绵薄之力，对于书中存在的不足之处，敬请各位读者和同道指正，以便今后加以修订，以期日臻完善，无限致谢。

王　刚

2021 年 11 月 29 日

目录 CONTENTS

三、阿尔茨海默病的药物治疗　　49

四、阿尔茨海默病居家护理指南　　67

五、阿尔茨海默病的康复治疗　　125

健忘不可怕

"60岁开始读"科普教育丛书

阿尔茨海默病简介

1 大脑如何指挥学习与记忆

　　我们每个人都有一颗神奇的大脑，大脑控制着我们的活动，主宰着我们对周围世界的认识。研究发现，大脑约由140亿个细胞构成，主要分为左、右两个大脑半球，是中枢神经系统的最高级部分，是在人类长期进化过程中发展起来的具有思维和意识的器官，是指挥我们所有器官的"司令部"。从我们一出生开始，就不断地处理、储存和更新我们通过感觉器官所收集的信息。那么，大脑究竟如何指挥我们学习和记忆？目前科学研究认为，在众多的脑结构中，大脑皮质和海马与学习和记忆的关系最为密切，分布在这些部位的神经元通过复杂的神经电生理活动，借助于细胞间特有的突触结构组成神经环路联系，将外界的信息作为一种刺激保留在脑内（短期或长期甚至是终生保留），从而构成了"学习和记忆"能力。这种能力既与遗传因素有关，也与后天的早期经历有关。

　　大脑的学习与记忆功能主要和脑内神经元与神经元间联系的特殊结构——突触的可塑性有关。如果说，我们正常的学习和记忆功能最终是靠一个有成千上万甚至上亿个神经元组成的网络来维持的话，那么每个神经元间进行交流和沟通的主要结构就是"突触"。突触作为大脑对外联系的窗口，时刻处在瞬息万变中，能够不断地根据周围环境的改变发生相应改变，形成了"可塑性"，而这种可塑性的基础既包括物质合成导致的结构变化（如某些特殊蛋白质的合成和释放），也包括代表功能变化的某些特殊细胞电活动的改变（如长时程增强）。如果因为外界毒素或自身衰老的原因，突触结构数量和质量出现异常，不能再根据周围环境的变化而适时改变了，尤其是与学习和记忆密切相关的部位如海马、大脑皮质中的大量神经元出现了死亡时，我们的学习与记性功能就会出现障碍，表现为记忆力的减退和智能的降低，最终进展为阿尔茨海默病。

2 什么是阿尔茨海默病

阿尔茨海默病，是一种中枢神经系统退行性疾病，起病隐袭，病程进展缓慢。1906 年，德国一位叫爱罗斯·阿尔茨海默的医生首次描述了这种疾病。1901 年，阿尔茨海默医生接诊了一位名叫奥古斯特的妇女。起先奥古斯特的症状表现为有点"疑神疑鬼"，经常怀疑丈夫与女邻居有不正当关系。接着奥古斯特的记忆力开始严重衰退，经常忘记做家务。之后的几个月她开始不断地在家里无目的地走来走去，想尽办法藏匿家里的财产。她开始产生各种错觉，总是担心货车随时会驶入她家中。又过了几个月，奥古斯特逐渐失去了方向感，变得更加健忘和精神错乱。奥古斯特的病情继续恶化，严重到整日卧床。1906 年，奥古斯特死后，阿尔茨海默医生经过申请获批将奥古斯特的大脑送到慕尼黑实验室进行病理学检测，发现奥古斯特的大脑弥漫性萎缩。当阿尔茨海默医生把奥古斯特的大脑放到显微镜下观察时，发现整个大脑的神经元之间遍布着深色的颗粒，同时在死亡的神经元中存在着另一种深色的、线形的并形成各种缠结的物质。此后数年，阿尔茨海默医生又发现了另外 4 个与奥古斯特病情相似的病例。但直到 1980 年代中期，科学家才确定了该疾病的两种致病性病理蛋白，即斑块中发现的 β 淀粉样蛋白和神经原纤维缠结中发现的过度磷酸化 Tau 蛋白。

阿尔茨海默病是最常见的神经退行性疾病，全球的标准化患病率约为 682.5/10 万。近年来，由于人口老龄化的加重，中国阿尔茨海默病的患病率增长明显，年龄大于 65 岁的老年人患病率为 5.4%，超过 1 000 万人罹患阿尔茨海默病。阿尔茨海默病每年的发病率为 9.87/1 000，随着年龄的增加，发病率也逐渐增加，

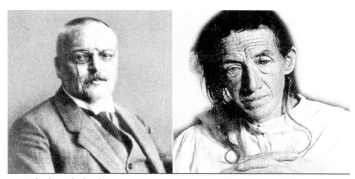

Alois Alzheimer   Auguste Deter

图 1-1　爱罗斯·阿尔茨海默和奥古斯特的肖像

85 岁以上的老年人发病率可达（60 ～ 80）/1 000。阿尔茨海默病的症状除了记忆力减退，还可表现为执行功能障碍、行为异常、性格改变等，导致大脑功能明显减退，同时可使患者更易发生感染、意外等危及生命的情况。

3 阿尔茨海默病与老年痴呆的区别

是不是所有老人在老年期发生的痴呆都叫阿尔茨海默病？我们知道，在生理状态下，记忆力也会随着年纪增长而下降，主要表现为大脑运转速度变慢。比如，算账的时候反应变慢了，做一些复杂事情的时候可能需要更多的时间。我们将此称为增龄相关的认知损害（生理性的健忘），而不是痴呆。

老年痴呆是一种病理性的表现，其中以阿尔茨海默病最为常见。我们也可理解为阿尔茨海默病属于老年痴呆的一种情况。

除了阿尔茨海默病，老年人发生痴呆还可由于其他原因。第二常见的原因是血管性痴呆，指脑血管疾病或其他危险因素引起的认知损害。一些其他类型的神经退行性病变，如帕金森病、额颞叶痴呆、路易体痴呆、进行性核上性麻痹、皮质基底节变性等也可使认知降低，而这些疾病除了表现为认知损害，还会出现其他症状，比如帕金森病可以出现运动迟缓和肢体僵硬，额颞叶痴呆可以在早期出现精神行为异常。另外一些病因，如脑积水、维生素 B_{12} 缺乏等也可引起认知损害，且可在一定程度上得到逆转。因此，痴呆原因的鉴别对于治疗和预后尤为重要。值得注意的是，老年人大脑里可能同时存在多种病理表现，故而痴呆

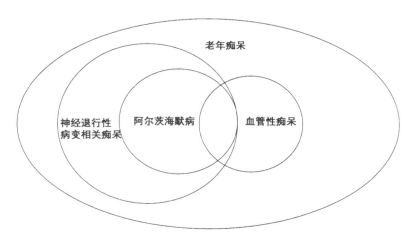

图 1-2　老年痴呆与阿尔茨海默病的关系

可由多种原因引起，如阿尔茨海默病与血管性痴呆同时存在，或阿尔茨海默病与脑积水引起的痴呆同时存在等。图 1-2 所示为简要的关于老年痴呆与阿尔茨海默病关系的概括。

4　什么是血管性痴呆和混合性痴呆

　　前一节提到，血管性痴呆是除阿尔茨海默病外引起老年人认知损害的最常见原因。脑卒中，尤其在一些关键部位，如额叶、海马、颞叶或丘脑等，可导致认知损害。脑卒中发生后 6 个月内，72.7% 的患者出现认知损害，80.9% 的患者 1 年内出现认知损害。一般将急性脑卒中这一事件后 6 个月内出现的痴呆叫作脑卒中后痴呆。我国脑卒中后认知损害的发生率高达 80.9%，其中痴呆的发生率高达 32.05%。患者的表现随着卒中部位不同而有所不同，比如海马和颞叶卒中的患者主要表现为记忆力的降低。而额叶卒中则表现为执行力受损、冲动等精神行为异常。

是不是只有发生过脑梗死或脑出血的患者才会得血管性痴呆呢？答案是否定的。血管性痴呆是指脑血管病危险因素（如高血压、糖尿病和高脂血症等）、显性（如脑梗死和脑出血等）或非显性脑血管病（如白质疏松和慢性脑缺血）引起的认知损害。有些患者并没有发生过急性脑卒中，但仍可以发生血管性痴呆。这些患者常表现为逐渐起病，病程缓慢进展，主要影响大脑的信息处理速度、注意力和执行功能。患者的头颅磁共振（MRI）成像可以看到皮质下明显的白质损害和腔隙性梗死或者广泛的微出血病灶。同时，一些脑血管病危险因素，如高血压、糖尿病、颈部血管或重要的脑动脉粥样硬化也可导致血管性痴呆。这些危险因素可以通过白质疏松、腔梗或微出血引起认知损害，也可以通过局部的血流低灌注引起认知损害。

值得注意的事，由于脑血管性危险因素不仅可以引起血管性痴呆，同时也可以促进或加快 β 淀粉样蛋白的沉积，从而加重阿尔茨海默病的发生和进展。因此，在社区的调查中，有相当部分的痴呆患者混合有阿尔茨海默病和血管性痴呆两种病理表现，也叫作混合性痴呆。

从上面所讲的血管性痴呆的发病机制可以看到，

血管性痴呆在很大程度上可防可治，比如监测血压、血糖，避免血压及血糖波动过大；控制血脂，避免摄入高脂、高糖、高钠等食物；对房颤等血管危险因素进行治疗；戒烟戒酒、适度运动等。这些都可以通过改善血管危险因素对血管性痴呆甚至所有痴呆进行预防。

（崔诗爽　王　刚）

5 阿尔茨海默病会遗传吗

在初步了解了阿尔茨海默病的概况后，很多朋友会有这样的疑问或担忧：家中有亲属确诊为阿尔茨海默病或出现了记忆力、认知功能下降等症状，自己进入老年期后也会罹患这种病吗？为了更清楚地解释这一问题，我们首先介绍两个不同的概念："致病基因"与"风险基因"。

阿尔茨海默病的致病基因通常呈现为常染色体显性遗传模式。简单来说，我们可以将其理解为一种因果关系：目前确定引起遗传性阿尔茨海默病的致病基因有 3 个，这 3 个基因中任一个发生编码区突变最终都会引起疾病的发生，其中的病理生理机制一言难尽，在此不作赘述。在这种遗传模式下，父母中一方若是由致病基因突变导致的阿尔茨海默病患者，所有子女中遗传到该基因突变的概率是 50%，发病的概率也是50%。这里不讨论父母双方均是致病基因突变导致的阿尔茨海默病患者的情况，临床上至今未见相关报道。但对于每一个个体来说，若携带致病基因突变则预期100% 发病。这一概率看起来让人胆战心惊，实际上在所有阿尔茨海默病患者中，大约只有 1% 由致病基因突变导致的；但若只考虑具有相关家族史或是发病年龄相对早的患者，这一比例会达到 10% ~ 60%。

　　而对于最普遍的典型阿尔茨海默病来说，即发病年龄 >65 岁的家族史不明确的患者，虽然病因尚无定论，但目前普遍认为是基因与环境共同作用导致疾病发生，这类基因即被称为 "风险基因"。如编码载脂蛋白 E4 的 APOE e4 基因型，被证实会增加罹患阿尔茨海默病的风险，但并不代表相关基因型携带者会100% 发病，只是相对于其他人来说，其患病风险增加了数倍至十几倍。目前被证实的阿尔茨海默病风险基因约有 30 个，这些风险基因都只是或多或少地影响疾病的发生、发展。若一些人遗传了这些风险基因，则其患病的可能性增高。不过即便是这些遗传高风险人群，只要通过控制其他危险因素或是进行生活方式干预也能延缓疾病的进展。目前一些医院将 APOE 基因型检测纳入了阿尔茨海默病可选检查项目，若有需要可就诊咨询。

因此，遗传是阿尔茨海默病最重要的危险因素之一。尤其要注意的是，如果家中连续几代亲属中均有阿尔茨海默病患者，特别是出现发病年龄较早的情况，我们推荐您先进行相关遗传咨询，如果发现特异的致病基因突变，可开展对应的遗传筛查，尽早预防干预。不可否认的是，对于具备家族史的个体来说，发生阿尔茨海默病的可能性更大。

6　阿尔茨海默病能预防吗

即便蕴含更高的患病风险，只要通过积极应对，也能取得一定的预防作用。临床证据表明，除了无法改变的年龄、性别、遗传与家族史以外，阿尔茨海默病的其他危险因素均是可以控制或改变的。世界卫生组织（WHO）强烈建议将体育锻炼、戒烟、积极管理高血压及糖尿病作为降低认知下降和痴呆发生风险的措施。同时，基于人群研究的证据表明，规律的体育锻炼，积极管理心血管风险因素（尤其是高血压、糖尿病、肥胖、吸烟），健康的饮食习惯，养成终生学习的习惯，以及认知训练，均可降低认知功能下降的风险。

（1）心血管疾病与危险因素管理。

虽然我们的大脑只占全身重量的 2% 左右，但却消耗了身体约 20% 的氧气和能量。心脏就像是人体的发动机，将血液泵向身体的各个组织。健康的心脏保证大脑足够的血流供应，而血管保障了氧气与营养物质的输送，这就是为什么心血管疾病会增加阿尔茨海默病的风险。例如，我们所熟知的脑卒中就是由于脑部血管突然破裂或梗死而导致局部脑组织损伤的一组疾病，会加重神经退行性病变引起的神经元组织的丢失，同时也会直接影响阿尔茨海默病特征性的病理变化。而冠心病与阿尔茨海默病的关联可用动脉粥样硬化、心功能减弱引起的灌注不足、栓塞等症状来解释，类似的病因还有房颤、心力衰竭等。

除了心血管疾病本身,心血管疾病相关危险因素(如高血压、糖尿病、高脂血症、肥胖、吸烟等)也与阿尔茨海默病的发病相关。

(2)教育与认知刺激。

教育程度高的人患阿尔茨海默病的风险更低,目前主流观点认为这一现象可用"认知储备"来解释:受教育程度越高的人,对大脑灵活、有效的运用使得认知网络的能力也相应更高,在这一前提下,即使存在大脑改变,执行认知任务的能力依然可以维持。

研究表明,从事脑力劳动或是参与其他脑力活动也有助于构建认知储备。即便是在具有阿尔茨海默病高危遗传因素的人群中,即前文提及的 APOE ε4 等位基因携带者,若年轻时受教育水平高,中年从事有挑战性的脑力工作,晚年参与休闲或社交活动,也能降低罹患阿尔茨海默病的风险。从这一角度看,跟老朋友们约着玩扑克、麻将,或是培养一些需要脑力活动的爱好,都是不错的选择。

(3)健康生活方式:饮食与体育锻炼。

说到健康的饮食习惯,大家都知道需要多吃水果和蔬菜,营养摄入。在这里我们介绍目前较为推崇的地中海饮食、DASH 饮食以及 MIND 饮食（具体可见第四章表 4-1）。所谓地中海饮食，指居住在地中海地区的居民所特有的饮食习惯，以高纤维、低脂为特点，多摄入蔬菜、水果、谷物、不饱和脂肪酸（即植物油），适量摄入鱼、家禽、鸡蛋、红酒和乳制品，少量摄入饱和脂肪和红色肉类。该饮食模式强调摄入粗粮、水果和蔬菜，避免对食物的过度加工，少食高脂肪的红肉。至于为什么指定红酒而不是其他酒类，可能由于红酒中包含了较多的具有抗氧化功效的多酚类物质。目前的研究结果显示，地中海饮食不仅可以减少老年人脑萎缩的风险，同时对于认知功能下降具有保护作用，也有益于罹患心血管疾病和具有相关危险因素的患者。此外，研究发现，体育锻炼也能降低罹患阿尔茨海默病的风险，尤其是养生气功，如太极拳、八段锦等，都对提高身体协调性及认知功能有帮助。

（4）其他。

除了以上几个方面之外，其他阿尔茨海默病的危险因素包括抑郁病史、脑外伤、睡眠节律紊乱和独居状态等。

综上所述，多领域生活方式干预对于认知功能的改善有益，可以降低阿尔茨海默病的风险。但需要特别指出的是，"降低风险"并不等同于阻止认知能力下降和痴呆的发生。即便采取了这些措施来降低发病风险，人们仍有可能会罹患阿尔茨海默病，只是相较于不加任何干预的人群，这些措施会让疾病发生延迟。

从目前的研究水平来看，阿尔茨海默病还无法完全预防，但可以通过调整饮食，规律体育锻炼，戒烟，避免中年肥胖，控制"三高"（高血压、糖尿病、高血脂），保持社交，进行认知训练等措施来降低发生风险，延缓疾病进展。从这一角度说，"无为而治"是不可取的，我们主张"积极防治"。

7 我还"年轻"，阿尔茨海默病一定不会找上我

研究显示，年龄越大的人群中阿尔茨海默病患病率越高，65 ~ 74 岁人群中阿尔茨海默病患病率约为3%，而在 75 ~ 84 岁人群中增长至 17%，大于 85 岁的高龄老人中甚至达到 32%。虽然阿尔茨海默病乍看似乎只发生在老年人身上，但事实上，这种疾病并非

只挑老年人下手，受害者中不乏青、中年人。

从发病年龄来说，早发型阿尔茨海默病发病率较低，但也并不罕见。1907 年，世界上第一例阿尔茨海默病病例被报道，患者奥古斯特是一位 51 岁的德国女性，表现为健忘、偏执、多疑、缺失时间及地点定向力等症状，由此开启了对该疾病研究的大门。一百多年来，临床医师和研究者对于该疾病的认识不断深入，但仍未窥见全貌。目前国内外的调查结果认为，在所有阿尔茨海默病患者中，大约 5% 为早发型。临床上通常将发病年龄 < 65 岁（也有用 < 60 岁来区分）的阿尔茨海默病定义为早发型。这部分病例中，一部分可用致病基因编码区发生突变来解释，也就是前文所介绍的遵循常染色体显性遗传模式的单基因病。患者发病年龄越小，罹患遗传性阿尔茨海默病的可能性越大，而且相对于典型阿尔茨海默病来说，遗传性阿尔茨海默病程进展更快，认知下降的速度更快，视觉、语言、运动功能障碍等症状也更多见。

从阿尔茨海默病的发展过程来看，在临床症状（通常表现为记忆力明显下降）开始出现之前，病理变化可能已经悄无声息地进展多年：一方面，β 淀粉样蛋白过度生成或清除障碍导致其不断蓄积，形成淀粉样斑块；另一方面，Tau 蛋白过度磷酸化导致纤维缠结形成。两者共同作用，引起神经元丢失、突触功能障碍，进展到一定程度便会出现认知能力下降，即出现临床症状。目前的观点认为，在临床症状出现的 20 年或更长时间前，阿尔茨海默病的征兆或许就已经开始出现了。这个观点可能听起来有一些让人难以置信，但从另一种角度看，这似乎为我们早期干预疾病进展提供了更长的时间窗。目前，研究者们致力于通过各种生物标记物更早地发现阿尔茨海默病的病理变化，为治疗及干预提供更多的可能性。

如此说来，"年轻"不是理由，虽然阿尔茨海默病早发型病例少见，但这并不代表不会发生阿尔茨海默病，也许阿尔茨海默病的病理改变已经发生。因此，中青年时期我们就需要保持良好的生活方式，控制危险因素，积极防治痴呆。

8 阿尔茨海默病会影响寿命吗

最近的国内调查结果显示，阿尔茨海默病已成为我国所有人群的第五位死因，并且随着我国老龄化人口增加还有可能继续加剧。

阿尔茨海默病对预期寿命是否有影响呢？这是一个复杂的问题，主要在于当患者确诊阿尔茨海默病时通常已经是老年人了，甚至是高龄老人。同时这些患者可能会合并一些基础疾病，这也会对预期寿命产生影响。我们曾经在上海地区的阿尔茨海默患者群中进行过一项调查，在 10 年随访期中，通过与一般人群标准化死亡率进行对比，我们发现阿尔茨海默患者群的死亡率与普通老年人相比并没有明显差异。该结论虽然与一些既往研究存在出入，但从侧面说明患者积极就医、医疗及护理水平提升都可能对过去 10 年阿尔茨海默病死亡率降低起到了一定作用。另外，综合国内外相关研究结果，诊断时机（即患者确诊时的认知水平）、患者诊断时年龄、是否合并糖尿病等因素都可能对其预期寿命产生影响。

如果阿尔茨海默病不幸降临，很多人可能都会想问：我还能活多久？一般认为从开始出现明显近事遗忘症状开始计算，直至终末阶段，病程平均为10 ~ 15 年，但也会有个体差异。目前认为阿尔茨海默病对患者生活质量的影响远超过对寿命的影响，因此无论会不会影响寿命，疾病势必会降低生活质量。对此，在充分认识疾病的基础上，我们应该坦然地面对，积极就医，早期诊断和治疗可以有效延长生存时间，讳疾忌医万万不可。

（谢心怡　任汝静）

二

阿尔茨海默病的
症状和诊断

9 阿尔茨海默病的早期征兆

张阿姨容易健忘，想去拿某样东西，可走到面前脑袋却空空如也，完全忘记了要干什么，过了好一会才想起来。她拍了拍脑袋，想起邻居家去年患上了阿尔茨海默病的老大姐，张阿姨慌了神，"我会不会也得了阿尔茨海默病？"于是张阿姨便来到了上海交通大学医学院附属瑞金医院神经内科记忆门诊，王医生经过专业的问诊和检查，暂时排除了张阿姨患阿尔茨海默病的可能，但嘱咐她要注意相关事项。张阿姨虽然放下了心，但还是十分困惑，怎么知道哪些是正常的遗忘现象，哪些是痴呆的前兆呢？

根据国际阿尔茨海默病学会的建议，临床专家总结了以下 10 项前兆表现。

（1）影响日常生活的记忆力下降。出现记忆力下降并且对日常生活产生的不良影响，是阿尔茨海默病最常见的症状。患者容易忘记近期接触到的信息，会忘记一些重要的日期或事件，反复问同样的问题。而对于年龄增长所致的健忘，患者也会出现有时会忘记姓名或某

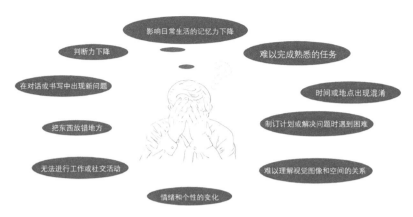

图 2-1　阿尔茨海默病的前兆表现

件事情的情况，但往往可以在事后慢慢记起来。

（2）制订计划或解决问题时遇到困难。阿尔茨海默病患者会出现认知功能下降，制订并遵循计划或处理数字的能力也会下降。患者会难以烹制出以前擅长的菜品，注意力也难以集中，处理事务的速度会比以前慢得多。而通常人们随着年龄增长，会偶尔在处理事务，如管理财务时出错。

（3）难以完成熟悉的任务。阿尔茨海默病患者经常会难以完成日常生活中的任务。患者可能会无法去到自己熟悉的地点，或者忘记自己想购买的东西并且怎么都回忆不起来，甚至患者会忘记自己平时喜欢玩

23

的棋牌游戏的规则。而通常随着年龄增大，人们也偶尔会在使用微波炉、洗衣机时遇到困难，但稍提供帮助便可以完成。

（4）时间或地点出现混淆。阿尔茨海默病患者可能会忘记日期、季节和时间。患者对于近期的事情可能会没有印象或者搞混时间。有时，患者也可能会忘记自己在哪里，忘记自己是坐车还是搭公交到达目的地，常发生迷路甚至走失。而正常增龄人群有时会忘记今天的日期，但过后就会慢慢回忆起来；也可能会对近期的事情出现记忆模糊，但稍有提醒便会想起。

（5）难以理解视觉图像和空间的关系。对部分人群来说，视力问题可能是阿尔茨海默病的征兆。患者可能在判断距离和确定颜色等方面存在问题，从而会出现迷路、无法开车等问题。而随着年龄的增长，部分人也会出现一定的视力问题，但这些问题可能与白内障等疾病有关。

（6）在对话或书写中出现新问题。阿尔茨海默病患者可能会出现很难加入并且跟上对话的情况。患者可能会停在谈话中不知道如何继续，甚至不能重复自己刚才说的话。有时候会出现叫不出或叫错自己平时熟悉的人或物名字的现象。而随着年龄增长，人们也会偶尔找不到合适的词，但稍加思索就能够完成对话或叫出某样物品。

（7）把东西放错地方。阿尔茨海默病患者可能会把东西放到错误的地方，造成物品或钱财丢失，并且也无法回忆。随着疾病的发展，有时候患者丢了东西还会指责别人偷窃。然而年长的正常人群有时也会丢东西、乱放东西，但能够回忆起来。

（8）判断力下降。患者可能会出现判断或决策能力下降的现象。如，患者会很难处理金钱问题，不太注意打扮或不注意保持干净。而年龄增长后，老年人偶尔也会做出一些错误的决定，如闯红灯，但整体上判断或决策能力正常。

（9）无法进行工作或社交活动。阿尔茨海默病患者会逐渐对业余爱好、社交活动或其他活动失去兴趣，很难参与团队活动。而部分增龄人群有时候会表现出对家庭或社会义务不感兴趣，但一般不会对业余爱好、社交活动等失去兴趣。

（10）情绪和个性的变化。阿尔茨海默病患者可能会出现情绪和个性变化，在家里、工作中、与朋友在一起或离开舒适区时，他们可能很容易会感到不安和不快，容易出现焦虑、抑郁，容易发怒。而随着年

表 2-1　阿尔茨海默病与年龄增长所致健忘的区别

阿尔茨海默病的发病迹象	年龄增长所致健忘的改变
判断力差和决策能力差	偶尔做出一些糟糕的决定
无法管理钱财	偶尔会错过付款日期，忘记付款
难以交谈	偶尔忘记使用哪个词
失去日期或季节的概念	偶尔忘记是今天具体的日期，但之后会记起
把东西放错地方，无法回忆并找到	偶尔会丢东西

龄增大，部分人群如果遇到他们原有的做事方式被破坏的情况，会变得易怒。

　　阿尔茨海默病发病隐匿，在发病前期没有特别明显的症状。如果你注意到自己或你认识的人出现这 10 种阿尔茨海默病的警告信号，请不要忽视它们，应当及时地去医院就诊。通过早期诊断，医生可以制定一系列治疗方法来缓解症状，从而延缓疾病的发展，保证良好的生活质量。

10 阿尔茨海默病患者的主要临床表现

阿尔茨海默病患者由于大脑功能的减退，多项认知功能出现明显下降，家属、朋友往往会觉得患者怎么像是变了一个人，原来聪明、反应快、兴趣广泛的人，如今却懒懒散散、反应迟钝、整天闷闷不乐、不与人沟通。阿尔茨海默病发病隐匿且症状会随着疾病的发展不断地加重，直至疾病终末阶段丧失日常生活能力，最后常因吸入性肺炎、感染等离世。

大家往往会认为阿尔茨海默病的表现主要是记忆力的严重下降，但除此之外，阿尔茨海默病也会导致失语、失用、失认、视空间障碍、计算力障碍、执行功能下降等认知障碍，以及幻觉、妄想、抑郁、焦虑等精神行为障碍。

（1）记忆力丧失：患者可能难以接受新信息和记忆信息，但仍能回忆起很久之前的事件。患者首先会出现近事记忆减退，常会将日常生活中熟悉的事物遗忘，比如忘记早餐吃了什么，忘记要拿的物品，忘记约定的碰面等。随着疾病的发展可出现远期记忆减退，即对发生已久的事情和人物的遗忘，在重度阶段会出现忘记亲属的姓名甚至不认识的情况。

（2）视空间、时间定向力障碍：很难判断自身或者是物体的位置而出现一系列症状，比如找不到原本很熟悉的地方，回家时判错方向而迷路，或者在穿衣服时很难将衣服对准自己的身体。在医院的检查中还会发现患者无法临摹出立体图甚至是平面图形（图 2-2）的情况。此外，患者还可能会出现时间观念模糊，甚至日夜倒错、睡眠周期发生紊乱。

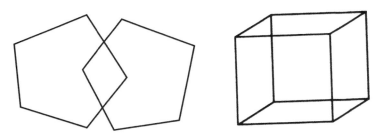

图 2-2　可以检测阿尔茨海默病患者的视空间能力的图形

（3）执行功能障碍：确立目标、制订计划、实施计划从而进行有目的活动的能力减弱。如原来五星级酒店的大厨渐渐地不会做饭了，从想菜谱到买菜，做菜每一步都变得迟缓，需要别人的帮助。

（4）失认、失用、失语：患者可能会出现非视力因素导致的识别人脸或物体困难（图 2-3），例如渐渐地不认识亲人的样子，或者不太能够使用基本工具，如无法使用电话、洗衣机等。患者还可能出现语言功能的逐渐衰退，出现找词困难、找名字困难，语句组织不通顺或间断时间长，或者出现书写上的错误，到疾病晚期，患者可能会发展到缄默状态，语言能力几乎完全丧失。

（5）计算能力障碍：计算能力与人们的智力、教育水平息息相关，但是阿尔茨海默病患者会出现计算能力与前相比逐渐减弱的现象，以前能做的简单算数也无法回答。如对于"用 1 元、5 元、10 元如何支付 13 元水果钱"这样的问题患者也难以回答，或者要经过很长时间的计算和更改。随着疾病的发展，患者甚至不能回答"2+3、1+2 等于多少"这些非常简单的问题。

（6）精神症状和行为障碍：包括抑郁、焦虑、出现幻觉、妄想和失眠等心理症状，如怀疑家人或保姆偷盗自己的财物，配偶有外遇，幻想有人侵入室内，地板上一直有脏东西等症状。部分患者也会出现踱步、攻击行为、无目的徘徊、坐立不安、行为举止不得体、尖叫等行为症状，这些症状在多数阿尔茨海默病的疾病发展过程中都会出现，严重影响患者与照护者的生

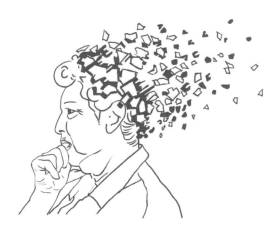

图 2-3　患者可能会出现非视力因素的识别人脸或物体困难

活质量，容易成为患者住院的主要原因。

综上，随着认知功能的下降以及各种精神症状和行为障碍，患者的日常生活能力逐渐下降，完成日常生活和工作越来越困难，吃饭穿衣上厕所也需要帮助，简单的财务问题也不能处理，日常生活需要他人照顾，最后完全不能自理。通常这一进展过程需要 8 ~ 10 年的时间。

常见痴呆并发症：随着病程的不断进展，由于疾病本身以及护理不当会造成许多的并发症，如吞咽障碍、压疮、骨折、感染等（具体见下文"阿尔茨海默病并发症知多少"）。

以上是阿尔茨海默病的主要临床表现。阿尔茨海默病发病十分隐匿且会不断地进展，任何有阿尔茨海默病症状的人都应该尽早就医。早期诊断有利于早期干预，可改善症状，提高患者生活质量。

（王金涛　王　刚）

11 阿尔茨海默病的病程阶段及进展

"我的记性真是一天不如一天了！" ——正如这句常常听到的感慨一样，阿尔茨海默病的病程特点是隐匿起病、持续进行性发展。阿尔茨海默病起病的确切时间往往杳不可寻，大多数患者是直到本人或家属留意到明显认知改变后才到医院就诊，这个时候就有可能错过了干预效果最佳的黄金时间，因此了解阿尔茨海默病的各个病程阶段方能及时把握治疗先机。阿尔茨海默病的病程可以分为以下三个阶段：

（1）临床前阶段。

在这一阶段，患者尚未出现任何认知障碍的临床

31

表现，神经心理量表评估的结果显示正常，没有或只有轻微的脑萎缩，但实际上，阿尔茨海默病的病理改变已在大脑中神不知鬼不觉地发生、发展。部分患者会主观感觉到轻微的记忆力减退，比如发现自己偶尔会喊不出电视上熟悉的明星名字等，但经认知量表检查后并无异常，临床上将这种情况总结为主观认知减退。对于这一阶段的患者，常规检查显然是难以确诊的，需要 PET 等检查的辅助（详情参见本章第 13 节内容"如何诊断阿尔茨海默病"）。

（2）轻度认知功能障碍。

随着疾病进展，阿尔茨海默病患者会逐渐进入轻度认知障碍阶段，此期也是干预效果相对较好的阶段。在此阶段，大多数患者对于记忆力下降的主观感受已经比较明显，影像学上可见明显的脑萎缩表现，神经心理量表评估已能反映出轻度的记忆力受损，同时还可能存在其他认知域（如执行能力、视空间能力、注意力等）的轻度受损，同时此期患者语言功能出现损害，表现为找词困难、讲话停顿次数增加及时间延长等，但总体上日常生活能力不受影响。需要注意的是，受教育程度高的患者因存在更好的认知功能代偿，所以临床表现可能不明显。流行病调查显示，中国 60

岁及以上的老年人中有 15.54% 存在轻度认知功能障碍，其中约有 50% 会在 5 年内逐渐进展至痴呆阶段。

（3）痴呆阶段。

在这一阶段，患者的认知功能损害已经导致了日常生活能力的下降。这一阶段根据认知功能损害程度，可分为轻、中、重度的阿尔茨海默病：轻度阶段患者主要表现为记忆障碍——首先出现近事记忆损害，即遗忘日常所做的事和常用的物件，随后出现远期记忆损害，即遗忘很久之前的事情和人物。此外，随着其他认知功能进一步受损，一个人外出后可能会走失，同时可伴随暴躁、易怒、妄想等精神症状。在中、重度阶段，患者认知损害进一步加重，日常生活能力严重受损，行为和精神症状较为明显，与外界的接触能力逐渐丧失，此期治疗效果相对不佳，也是家庭照护负担最重的阶段。

我国目前约有 1000 万阿尔茨海默病患者，随着人口老龄化程度不断提高，这个数字将会更加庞大。与此形成鲜明对比的是，公众对此的认识仍然不够，患者的就诊率不高，尤其是阿尔茨海默病前阶段患者的早期诊断和治疗明显存在缺口。读到这里，相信您已经认识到，阿尔茨海默病干预的关键就在于"要趁早"！

12 阿尔茨海默病并发症知多少

　　随着疾病进展，阿尔茨海默病的并发症逐渐增多、加重。在疾病早期，患者日常生活能力保存相对较好时，并发症较少。而在疾病中晚期患者长期卧床时，并发症尤为突出，给此阶段的照护者带来了沉重的护理负担和经济压力。对于这些并发症，治疗效果有时候并不尽如人意，因此需要认识到预防比治疗更重要！

　　以下介绍阿尔茨海默病的常见并发症：

　　（1）感染。

　　感染是导致阿尔茨海默病患者死亡的主要原因之一。由于吞咽障碍、合并基础疾病、营养不良、长期卧床等危险因素，阿尔茨海默病患者的感染风险较高，以肺部感染和泌尿系统感染最为多见。当患者出现发热、流涕、咳嗽、咳痰、喘息等症状时，提示存在呼吸系统感染。而当患者出现尿频、尿痛、尿急等症状时（女性尤其多见），提示存在泌尿系统感染。老年人发生感染时症状可不明显，加之受阿尔茨海默病影响，语言表达能力明显下降，因此症状很容易被忽视，需要照护者仔细观察。为了预防感染发生，护理时应注意营养摄入充足、均衡，保证日饮水量充足，注意室内通风，每日保持一定活动量，有条件者可以进行吞咽功能康复训练以减少罹患吸入性肺炎的风险。

（2）吞咽障碍。

吞咽障碍作为阿尔茨海默病的常见并发症，发生率为 50% ～ 75%。严重的吞咽障碍会导致吸入性肺炎、营养不良等其他并发症，易使患者出现抑郁、焦虑等不良的精神状态。研究表明，吞咽障碍的严重程

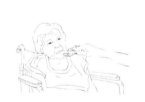
进食费力，进食量减少

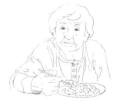
进食时间延长

食物从口鼻流出，进食后呕吐

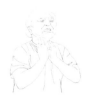
说话声音沙哑

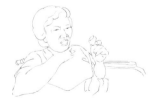
食物误入气管或肺内，发生呛咳

图 2-4　吞咽障碍患者表现的症状

度直接影响患者的预后，越严重者预后越不佳。要想改善吞咽障碍问题，一方面患者可以进行吞咽功能训练（练习发元音，鼓腮，吐气，餐后反复做空咽动作），锻炼咽喉、口面部肌肉；另一方面可以调整饮食方式，增加食物黏稠度（如用藕粉替代水）。

（3）饮食和营养问题。

一方面，因记忆障碍及精神行为异常，阿尔茨海默病患者容易出现忘记进食、拒绝进食等饮食问题；另一方面，吞咽困难、感染等其他并发症无疑也加剧了老年人饮食和营养问题的严重性，而营养不良反过来又会导致认知障碍加重、吞咽无力、免疫力低下，形成恶性循环。因此，在照顾过程中，要求照顾者保持极大的耐心和智慧，尽可能地为患者提供安静、愉悦的就餐环境，保证患者营养均衡的充足饮食。对于无法通过主动进食改善者，目前临床上多采用鼻饲法来改善营养，然而患者对鼻饲喂养的依从性差，严重影响患者的生活质量。

（4）压疮。

当局部组织长时间受压时，会出现血液循环障碍，局部组织因持续缺血、缺氧、营养不良而出现的溃烂、坏死被称为压疮。当病程进入中晚期，部分阿尔茨海默病患者需要长期卧床或坐轮椅，臀部、足跟、肩胛等部位的皮肤和皮下组织持续受压，因此易发压疮。预防压疮，需做到以下"六勤"：①勤观察（皮肤有无压红、水泡、破溃）；②勤翻身（一般每 2 小时翻身 1 次，患者处于平卧位时可稍微抬高床头以分散压力，角度 < 30°）；③勤擦洗（汗多及大小便失禁时要随时处理）；④勤做肢体被动锻炼；⑤勤整理（保持床单、衣物平整）；⑥勤更换（随湿随换，保持清洁干爽）。此外，有条件者还可使用一些防压器具，如气垫床、轮椅垫、肘部及足跟保护器等。

（5）跌倒。

相较于认知功能正常的老年人，阿尔茨海默病患者发生跌倒的风险更大。为了预防跌倒，一是可以从打造适老化无障碍的居家环境入手，如在卫生间安装防滑地砖、扶手杆，淋浴间配置防滑垫、洗浴座椅，设置夜灯以便半夜起床等；二是可以让患者参加合适的运动锻炼，如太极拳、八段锦类养生气功，以锻炼肢体的平衡能力。此外，由于老年群体中存在眼部疾病（如黄斑变性、白内障）或骨科疾病（如关节炎、半月板损伤）的患者较多，容易导致患者发生跌倒，所以应定期进行眼部和运动系统检查，并注意补钙。

13 如何诊断阿尔茨海默病

阿尔茨海默病的诊断既需要明确患者的临床表现和既往病史，又离不开血液学、影像学、神经心理功能等一系列检查。

（1）血液学检查。

首先，为了判断痴呆的成因，了解患者基本的健康状态，医生会给初诊患者开具相关血液学的检查单。这张检查单一般涵盖以下指标：全血细胞计数、叶酸含量、维生素 B_{12} 含量、甲状腺功能、肝肾功能等。值得注意的是，近年来部分医院开始提供通过抽取外周血来检测载脂蛋白 E（Apolipoprotein E，ApoE）基因型的项目。ApoE 的基因型分为 ε2、ε3、ε4 三种，其中 ε4 型 ApoE 被证明能通过促进脑内 β 淀粉样蛋白的异常沉积，进而增加阿尔茨海默病的患病风险。研究显示，携带 1 个 APOE ε4 等位基因的人群，其患病的风险约为正常人的 3.2 倍，而携带 2 个 APOE ε4 等位基因的人群，患病风险可达正常人的 8 ～ 12 倍！因此，近年来该项检查在阿尔茨海默病的诊治过程中受到越来越多的重视，对于有条件的患者，检测血浆APOE ε4 基因型对于疾病的早期预警很有必要！

（2）神经心理量表。

神经心理功能检查也是诊断本病的主要依据，常用的认知评估工具可分为以下几类：①总体评估量表：如简易智能状态量表（MMSE）、蒙特利尔认知评估量表（MoCA）、阿尔茨海默病认知功能评价量表（ADAS-Cog）、认知评估量表（ACE）；②程度分级量表：临床痴呆评估量表（CDR）较为常用。此外，临床还多采用哈金斯基缺血指数量表（HIS）来鉴别血管性痴呆与阿尔茨海默病。除了对患者的认知功能进行筛查和全面评估外，如有必要，还可额外进行日常生活能力量表（ADL）、老年抑郁量表（GDS）、汉密尔顿焦虑量表（HAMA）等评估，对患者的生活能力和情绪状况进行衡量，以期综合评估其神经精神状态。不过，如果您有记忆力下降方面的困扰，不建议您在网上检索这些量表进行自评，以免影响就诊时临床医生评估的客观性和准确性。

（3）结构影像学检查。

大脑的结构影像学检查是诊断阿尔茨海默病不可或缺的一部分，它可以帮助临床医生定位认知障碍患者脑内可能存在的病变结构，并对评估疾病进展、药物疗效及预后有一定价值。考虑到结构性核磁共振成像（magnetic resonance imaging，MRI）具有对于脑组织更为清晰的显像效果，且能揭示阿尔茨海默病进程中情景记忆表现与灰质、白质结构变化之间的关系，存在记忆障碍及相关问题的初诊患者常规首选颅脑 MRI 平扫检查。对于因存在体内金属异物、幽闭恐惧症等无法行颅脑 MRI 检查者，则推荐用多层计算机断层扫描术（computer tomography，CT）代替。如果您在影像报告上看到"老年性脑改变""脑萎缩"，请别过于焦虑——脑萎缩是在中老年人群中相当常见的一种慢性进行性的脑结构改变，多数属于生理性的，因此患者关注的重点应放在神经影像发现的脑萎缩是否具有年龄匹配性。此外，对于阿尔茨海默病患者，医生建议每隔一年复查颅脑 MRI，以便判断病情进展情况。

（4）分子影像学检查。

鉴于阿尔茨海默病起病隐匿，疾病相关病理改变始于症状出现的若干年前，而疾病早期干预的效果明显更好，因此如何发现处于临床前阶段的阿尔茨海默病成为一大难题。常规的 MRI 和 CT 检查并不能满足该项需求，因此阿尔茨海默病的早期诊断呼唤着分子影像技术——正电子发射型计算机断层显像（positron emission computed tomography，PET）扫描的应用。根据所标记物质的不同，阿尔茨海默病相关的 PET 检查主要包括 Aβ-PET、Tau-PET、FDG-PET。其中，因能实现阿尔茨海默病关键致病性的 Aβ 蛋白在无症状临床前阶段时的分布和半定量，Aβ-PET 检查显得尤为重要，常用的示踪剂有 F18-florbetapir、F18-florbetaben 等。Tau-PET 针对的则是病理性错误折叠的 Tau 蛋白，典型遗忘型阿尔茨海默病的 Tau 蛋白分布遵循从内嗅皮质进展到新皮质的 Braak 模式，其常用的示踪剂 F^{18}-flortaucipir（FTP）已于 2020 年获得 FDA 批准。FDG-PET 通过氟代脱氧葡萄糖（F^{18}-fluorodeoxyglucose，FDG）来指示脑内葡萄糖代谢水平，阿尔茨海默病特征改变多为后扣带回和额顶叶代谢减退，并随病程进展逐渐累及额叶。相关 PET 研究显示，在认知功能正常的健康人群中，脑内 Aβ 高水平者发展成为阿尔茨海默病的概率要显著高于 Aβ 低水平者，若配合内嗅皮质 FDG 代谢水平降低的特征，便能更好地发现处于临床前阶段的人群，为疾病的早期干预提供可能。目前，PET 检查费用昂贵，尚未纳入医保，因此该项检查的临床应用相对局限。

此外，脑脊液检查也是阿尔茨海默病诊断的一个重要选项，但考虑到腰椎穿刺属于有创检查，所以通常要先将患者收入病房再行相关检查。

（汤　然　王　刚）

14 如何鉴别阿尔茨海默病

（1）什么是假性痴呆？

真正的阿尔茨海默病表现为认知功能进行性、不可逆地减退。但是在临床上，还存在一种特殊类型的痴呆，它主要是因为情绪或心理障碍导致的暂时性大脑功能障碍。与真正的阿尔茨海默病相比，其引起的认知功能障碍是可逆的，本质上并不存在神经变性的病理表现，故称为假性痴呆。

诸多病因可能导致假性痴呆。心境障碍是最常见的病因，其中又以抑郁症最为常见。抑郁症和假性痴呆之间的关联很复杂，因为抑郁症可以引起认知障碍，同时阿尔茨海默病也可以有抑郁症的临床表现。此外，还有很多其他精神心理疾病，例如精神分裂症、分离转换障碍等，也可诱发相似的症状，它们可表现出各自独特的疾病临床特点及认知障碍特征。

（2）假性痴呆与阿尔茨海默病的鉴别。

在老年人群中，抑郁症状通常和许多进行性神经退行性疾病的症状重叠。患病个体可同时患有真性痴呆和抑郁症。此外，衰老本身也会引起大脑认知功能和其他功能的广泛改变，这些变化可能比较显著，使得这种年龄相关的衰老表现与痴呆或抑郁早期表现更加难以分辨。

假性痴呆的临床表现可能看起来与阿尔茨海默病非常相似，但两者本质截然不同。①这两种疾病主要的区别在于是否存在大脑退行性改变等异常神经病理症状。阿尔茨海默病患者脑内会出现典型的神经退行性改变所表现出的病理和大脑结构的改变，其认知功能的下降是不可逆的；而假性痴呆患者的脑内则不存在以上器质性的病理改变，其认知减退可能随着病因的解除而改善。②尽管阿尔茨海默病患者可能会出现各种情绪症状，但是假性痴呆患者情绪障碍的问题更为显著，通常包括以下一些临床症状：兴趣爱好减退、出现疲惫乏力感、社交退缩、失眠、出现自杀想法或行为、食欲不振或暴饮暴食等。③临床上一些辅助检查有助于假性痴呆与阿尔茨海默病的鉴别。临床神经心理评估，包括抑郁焦虑评估有助于发现假性痴呆的情绪问题；认知评估以及记忆、语言、注意力、执行能力等认知域的检查可以明确患者认知障碍的程度。例如，阿尔茨海默病患者通常并未意识到自己存在记忆障碍，但在认知测试中表现不佳，而抑郁导致认知障碍症状的患者可能会遇到相反的情况，他们可能会以记忆障碍为主诉，但在认知测试中却表现良好。神经影像也是辅助诊断的重要工具，可以帮助医生直观地了解脑内有无退行性疾病等所表现的器质性病理改变。

（3）假性痴呆的治疗。

如果专业医生排除了其他可能的原因并考虑患者患有假性痴呆，他们的治疗方案将着重于个体化的对因治疗。在多数情况下，涉及抑郁症的治疗，在方案选择上因人而异，但通常都包括心理治疗和精神类药物治疗。

假性痴呆在治疗上最大的特点是针对情绪障碍的药物治疗起效后，患者的认知功能会有明显改善。同时，专注于心理健康的心理疗法也是治疗抑郁的另外一个重要方面，例如认知行为疗法等，对改善抑郁症状以及针对病因的治疗也有帮助。不过，即使是在一些对抑郁症状治疗反应良好的人群中，认知障碍的症状也有可能会持续，这时需要医生对病情诊断及治疗做出详细的评估，再制定进一步治疗方案。总而言之，配合医生长期治疗对改善病情非常关键。

（胡勇博　王　刚）

15 如何区分阿尔茨海默病与血管性痴呆

（1）什么是血管性痴呆？

正如前文所述，血管性痴呆（vascular dementia，VaD）是指脑血管病变及其危险因素导致的临床卒中或亚临床血管性脑损伤所致的严重认知功能障碍综合征。在我国65岁以上老年人群中，血管性痴呆的患病率为1.50%，是仅次于阿尔茨海默症的常见痴呆类型。从病史和临床特征来看，血管性痴呆大体可以分为两类：一类是急性或亚急性发病，通常有明确的卒中史；另一类是渐进或隐匿起病，通常无明确的卒中史，后者占 36% ~ 67%。

（2）血管性痴呆主要类型。

根据病因、累及的血管、病变脑组织的部位、神经影像学和病理学特征，可将血管性痴呆分为多种类型，以下根据起病的形式简述几种主要类型：

① 多发梗死性痴呆：由多发性脑梗死累及大脑皮质或皮下区域所引起的痴呆综合征，是血管性痴呆的最常见类型。

② 关键部位梗死性痴呆：由单个脑梗死灶累及与认知功能密切相关的皮质、皮质下功能部位所导致的痴呆综合征。

③ 分水岭梗死性痴呆：属于低灌注性血管性痴呆。

④ 出血性痴呆：脑实质内出血、蛛网膜下腔出血后引起的痴呆。

（3）血管性痴呆的临床表现。

血管性痴呆早期表现为头晕、肢体麻木、睡眠障碍、耳鸣等，可有近期记忆力轻度受损、注意力不集中和一些情绪变化。但随着病情的发展，就会出现神经精神症状，如发音不清、吞咽困难、失认、尿失禁、凭空听见声音（幻听）、看见实际不存在的东西（幻视），或情感脆弱易激惹、哭笑无常等。

（4）血管性痴呆的诊断。

如何判断一个人可能患有血管性痴呆呢？首先患者出现认知障碍及其他大脑功能的损害（包括执行力、定向力、视空间觉能力、语言功能等），并且损害的程度影响到患者的日常生活，持续 6 个月以上；其次，需要有脑血管病变存在的证据，这其中包括单侧肢体的痉挛性瘫痪，单侧腱反射增高，出现病理反射、假性延髓麻痹等；同时，患者的痴呆症状出现的时间与脑血管病发作时间间隔在 3 个月之内，表明脑血管病与痴呆的发生密切相关，而且被认为是痴呆的病因。

（5）血管性痴呆与阿尔茨海默病的鉴别。

血管性痴呆和阿尔茨海默病患者的平均认知能力下降水平相似，然而，与阿尔茨海默病隐匿起病的方式不同，血管性痴呆可突然起病，发病时多数病例合并明确的神经系统体征，如偏身感觉障碍、偏瘫、言语困难、吞咽障碍等。血管性痴呆患者认知障碍的加重呈现阶段性进展，症状可能突然恶化但随后有部分停滞或减轻，一段时间后卒中事件再次发生，认知障碍可进一步加重。

与阿尔茨海默病相比，血管性痴呆患者记忆丧失的症状出现较晚，而且判断力和人格改变程度较小。血管性痴呆患者思维迟缓的症状更为突出，表现为计划和行动困难。

大脑受损的部位不同，血管性痴呆的临床表现可有所不同。血管性痴呆患者较其他类型痴呆患者更易产生抑郁症状。此外，由于存在心脑血管风险因素，血管性痴呆患者更容易遭受如脑梗、心梗等疾病的打击，因此血管性痴呆患者的死亡率更高，平均生存期相对阿尔茨海默病患者更短。但是，与其他类型痴呆不同，及时、合理地对危险因素进行控制和干预可以有效预防血管性痴呆的发生。

（胡勇博　王　刚）

三

阿尔茨海默病的药物治疗

16 治疗阿尔茨海默病的药物

阿尔茨海默病的病程表现为进行性加重，尽早诊断、及时治疗可显著改善患者的预后。目前治疗阿尔茨海默病的药物虽不能治愈疾病，但可延缓疾病的进展，应尽可能坚持长期应用。目前对阿尔茨海默病改善认知的药物主要包括以下几种：

（1）胆碱酯酶抑制剂。

胆碱酯酶抑制剂包括多奈哌齐、加兰他敏和卡巴拉汀，其中卡巴他汀制剂包含口服和贴剂两种形式。《2020 版中国阿尔茨海默病痴呆诊疗指南》认为胆碱酯酶抑制剂对轻中度阿尔茨海默病认知功能的改善总体有效，对于重度阿尔茨海默病仍可使认知功能获益。多奈哌齐 5 ~ 10mg/d 口服，加兰他敏 24mg/d 口服，卡巴拉汀 6 ~ 12mg/d 口服对轻中度阿尔茨海默病患者可产生最佳效果，且安全性好；卡巴他汀 9.5mg/d 贴剂的认知和总体获益与 12mg/d 胶囊相当，且安全性优于胶囊。若一种胆碱酯酶抑制剂初始药物缺乏满意的疗效或不耐受时，换用另一种胆碱酯酶抑制剂可获得与初始药物相似的效果。

胆碱酯酶抑制剂最常被报道的不良反应为胃肠道反应，如腹泻、食欲不振、恶心、呕吐等，部分胃肠道反应可随着对药物的适应自行缓解，也可出现神经精神症状如肌肉痉挛、乏力、失眠、易激惹、锥体外系症状等，但很少见。房室传导阻滞是在使用胆碱酯酶抑制剂过程中需要注意且后果严重的不良反应，在老年人群或本身存在室上性心脏传导疾病如病态窦房结综合征、窦房或房室传导阻滞的患者中尤需注意，因此在服用胆碱酯酶抑制剂过程中需监测心率和心电图。

（2）谷氨酸受体拮抗剂。

谷氨酸受体拮抗剂主要是美金刚，既往研究认为美金刚10～20mg/d对中重度阿尔茨海默病的认知功能有疗效。同时，对中、重度阿尔茨海默病患者，美金刚联合胆碱酯酶抑制剂在认知、总体和行为改善上有协同效应。服用美金刚的部分患者可出现嗜睡，同时癫痫患者需在医生指导下谨慎使用。

（3）其他。

随着对阿尔茨海默病治疗的研究，涌现了一些针对新靶点的药物。我国研发的甘露特钠胶囊（GV971）

通过作用于肠道菌群，纠正阿尔茨海默病相关病理变化，可改善认知功能。人源性单抗 Aducanumab 通过清除病理性蛋白 Aβ，可治疗阿尔茨海默病，是首款获 FDA 批准的疾病修正类药物。

（崔诗爽 王 刚）

17 服用胆碱酯酶抑制剂药物的时间

口服药物是最常见的一种给药方式，其具有简便、快速和灵活等特点，是医生为患者选择的一种最常见的治疗方式。与静脉和舌下含服给药不同，口服给药后能否发挥理想的药效作用，主要取决于药物在胃肠中吸收速度和利用效率，同时还要关注药物对胃肠刺激和损害所致的药物不良反应。若药物进入胃肠后受食物、胃酸浓度等影响，或因药物对胃肠本身刺激和损害而影响其对药物的吸收利用，就会使我们处于"白吃"药物和药物带来身体其他不适的尴尬中。为了使口服给药达到最佳疗效，除了要对人体生物节律的特点和药物在体内的有效血浆浓度有所了解，并合理安排服用药物的时间外，还应注意在饭前或饭后服用药物的不同效果，这样才能对疾病治疗起到事半功倍的作用。

饭前服药的原因是由于某些药物需要空腹服用才有利于其在胃肠中的吸收，并减少药物在吸收时与食物成分或蛋白质发生选择性竞争作用，从而提高药效和作用，一般饭前服药建议餐前 0.5 ~ 1 小时或餐后1 ~ 2 小时服药。

饭后服药则是指饱腹状态下服药，一般建议餐后半小时内服药，一方面利用食物减少药物对胃黏膜的刺激，减少了药物对胃的损害所产生的不良反应，如服药后恶心、呕吐或胃胀、胃痛等；另一方面也促进小肠对药物的吸收，有利于提高药效。

胆碱酯酶抑制剂是一种通过抑制胆碱酯酶的活性，减少乙酰胆碱的降解，从而改善阿尔茨海默病症状（学习、记忆和认知功能）的一类药物。该类药物虽不能延缓疾病的发展，但能在短期内改善症状，减轻家庭照护者负担。目前一系列高质量的大规模随机对照研究已证实诸如多奈哌齐、卡巴拉丁和加兰他敏等药物对阿尔茨海默病治疗是有效和安全的。何时服用这些药物能更好地发挥药效呢？

多奈哌齐：饮食对本品吸收无影响，故该药物在饭前、饭后均可服用。若患者本身存在胃肠道疾病或胃部不适，可考虑饭后服用。

卡巴拉汀：口服吸收良好，建议该药同餐服用，避免可能出现的消化道不良反应，如恶心、呕吐、腹痛或食欲减退等。

加兰他敏：与食物同服时吸收速度减慢，峰值血药浓度减少 25%，但食物并不影响加兰他敏的暴露量，所以该药建议饭后服用。

石杉碱甲：由于药品用量极小，口服后吸收、分布快，所以饭前、饭后服用均可。

（冯蓓蕾）

18 血管性痴呆防治常见药物

血管性痴呆是指由于脑血管危险因素（如高血压、糖尿病和高脂血症等）、明显（脑梗死和脑出血等）

或不明显脑血管病（白质疏松和慢性脑缺血）引起的严重认知障碍，为继阿尔茨海默病之后第二常见的痴呆原因。目前全世界每6秒就有1例脑卒中发生，而我国又是脑卒中的发病重灾区，因此重视血管性痴呆防治尤为重要。由于血管源性的认知损害是一个由轻至重、逐步演变的发病过程，且早期阶段是干预治疗的最好时机，因此血管性痴呆中针对病因的干预治疗尤其重要。具体治疗用药可分为以下三方面：

（1）对因干预治疗。

阿尔茨海默病起病隐匿，难以明确危险因素，而血管性痴呆早期就有明确的血管危险因素、脑血管疾病或脑部影像学改变。因此，针对血管危险因素和疾病的治疗，一方面可以防止脑血管疾病的发生，同时也可以预防血管危险因素和脑血管疾病造成的认知损害，这样就可间接防止或延缓血管性痴呆的发生和发展。目前临床常用药物有：抗血小板聚集的阿司匹林、氯吡格雷，降脂的他汀类药物（阿托伐他汀、瑞舒伐他汀和普伐他汀等），降压药和降糖药等。虽然这些药物并不直接针对认知功能的改善，但可防止或延缓血管因素造成的认知损害和恶化。

（2）改善认知治疗。

用于治疗阿尔茨海默病的乙酰胆碱酯酶抑制剂和谷氨酸受体拮抗剂在临床上常被用于针对血管性痴呆的治疗，其中，乙酰胆碱酯酶抑制剂包括多奈哌齐、加兰他敏和卡巴拉汀。2017 年《中国痴呆诊疗指南》推荐：多奈哌齐 5 ~ 10mg/d 对轻中度血管性痴呆患者的认知功能和总体印象有益；加兰他敏 4mg/d 或 8 ~ 24mg/d 对轻中度血管性痴呆患者的认知功能有益；卡巴拉汀 3 ~ 12mg/d 对轻中度血管性痴呆患者的认知功能有较弱效益。乙酰胆碱酯酶抑制剂的不良反应与药物剂量有关，且三者间无差异。谷氨酸受体拮抗剂包括美金刚，《中国痴呆诊疗指南（2017 版）》推荐：美金刚对轻中度血管性痴呆患者的认知功能改善有益，且安全性较好。另外促进脑代谢药——尼麦角林和中药银杏叶提取物近年来也被用于血管性痴呆的临床治疗，并被基础和临床研究证实具有改善认知功能的作用，尤其是高剂量银杏叶提取物，研究中还发现其对认知障碍患者的神经精神症状亦有改善作用，但此仍需更多研究证据支撑。

（3）对症治疗。

针对患者出现的抑郁症状，可选择五羟色胺再摄取抑制剂，如舍曲林、西酞普兰、艾司西酞普兰、氟伏沙明和帕罗西汀等；若出现幻觉、妄想、激越和冲动攻击行为，可选用非经典抗精神病药物，如奥氮平、利培酮等。

（冯蓓蕾）

19 服用抗精神症状药物的注意事项

痴呆患者基数多，其中很"精神"的痴呆患者也很多。如表现被偷窃及嫉妒妄想（坚信老伴有外遇）等精神症状，焦虑、抑郁及情感不稳等情绪症状，激越攻击（骂人、威胁、推、拉、撕扯、咬以及喊叫等），脱抑制（偷窃、猥亵等悖德行为）、日夜颠倒等行为症状，这些被统称为痴呆的精神行为症状。痴呆的精神行为症状导致患者难以照护，病情进展更快，生活质量更差，甚至会缩短生存期。一旦出现痴呆的精神行为症状，照护者和家属会感到尴尬，不厌其烦，患者甚至还会扰乱近邻的生活，成为社区"不安定"因素。对于较严重痴呆的精神行为症状常需使用精神药物治疗，这类药物虽有效却也存在一定风险。

20 如何评估痴呆的精神行为症状

推荐采用描述行为——调查原因——制订方案——评价效果过程。

描述行为：患者的表现是抑郁焦虑等情绪问题还是激越攻击行为，需要评估严重程度和风险，为是否用药提供决策依据。

调查原因：是否有环境变化、照护者调整或患者的躯体疾病变化导致精神症状恶化，原因分析可以帮助明确环境调适、非药物干预是否更为适用。

制订方案：需要紧急使用精神药物，还是先采用非药物干预或认知药物治疗，一般由神经／精神科专科医生根据患者情况，权衡利弊，谨慎制订药物治疗方案。

评价效果：采用相应干预后，根据疗效和安全性调整用药方案。另外，对于居家的患者，希望监护人或照护者配合医生观察药物的疗效和安全性，为医生调整药物提供第一手的资料。采用精神药物治疗期间，根据疗效适当减少药物的剂量，有助于降低风险。

21 精神药物使用时机

痴呆的精神行为症状可出现在痴呆的任何阶段，是导致患者住院的主因，也是治疗的重点和难点。只有痴呆患者出现严重的可能伤害患者、他人的攻击、激越行为，才需要尽快降低风险，紧急使用精神药物治疗，这里的精神药物主要是指抗精神病药、抗抑郁药以及镇静催眠药等药物，包括片剂、口服液、口崩片或针剂等多种剂型。

对于幻觉、妄想、焦虑/抑郁、睡眠障碍等风险相对较低的症状，不太紧急的情况下可以按需使用非药物干预联合短期精神药物治疗，如使用抗精神病药、抗抑郁药和镇静催眠药等。痴呆相关的抑郁或焦虑，和一般人群的治疗原则类似。对轻症患者，也可以采用非药物干预方法。对症状较为严重、明显影响患者生活质量的抑郁或焦虑症状推荐使用新型抗抑郁药物，如舍曲林、西酞普兰等药物。痴呆患者的失眠多以睡眠维持困难为主，建议使用小剂量曲唑酮、米氮平或喹硫平等药物。对于焦虑症状明显者，可短期使用中效苯二氮䓬类药物。

研究提示，部分抗抑郁药如西酞普兰能有效缓解痴呆患者的激越症状，可以作为抗精神病药的补充。总体而言，抗抑郁药物的安全性更优。依据目前资料，情感稳定剂（如丙戊酸盐）对痴呆精神行为症状的疗效不明确，苯二氮䓬类药物可能加剧患者谵妄或恶化精神行为症状，损害认知功能，需在医生指导下使用。

22 精神药物治疗的获益和风险

（1）有什么获益？

精神药物可以大幅度缓解患者的精神症状，改善激越、攻击行为，降低风险，使患者安静、容易照护，降低照护者应激强度。药物也能改善抑郁、焦虑和失眠等表现，提高患者和照护者的生活质量。

（2）相应风险有哪些？

老年人对药物往往更为敏感，药物耐受性更差，用药更多见不良反应。如常见的过度镇静、直立性低血压、锥体外系反应（面无表情、动作僵硬和震颤）等。除此之外，抗精神病药还可能会增加痴呆患者死亡、心肌梗死和脑梗死的风险，尽管资料显示绝对风险增加并不多，但也需要引起高度重视。总体看，抗精神病药、镇静催眠药以及抗抑郁药均会增加老年患者尤其是痴呆患者的跌倒风险。跌倒与药物的镇静、肌肉松弛作用以及锥体外系反应相关，尤其是镇静作用强的抗精神病药、强效催眠药如氯硝安定及速效催眠药物致跌倒风险更高，而联合用药风险较高。需要提醒患者及其照护者，服药后短时间内应尽量不起床活动，起床动作要慢，一旦跌倒易带来骨折、脑外伤等严重后果，应特别注意评估和防范。

23 理性看待药物的不良反应和黑框警示

　　有些患者阅读完药物说明书后感觉精神药物的不良反应太多，容易抗拒服药，比如老年人担心精神药物会否越吃越傻、成瘾或损害肝肾功能。首先可以肯定，规范的药物使用罕见成瘾，如担心肝肾功能损害则定期监测即可，如果出现药物不良反应，则要及时就诊并进行相应处理。

　　细心的家属都注意到多数新型抗精神病药在说明书开头有一个黑框："药物可能增加患者死亡风险，不推荐用于痴呆相关精神病的治疗。"可实际上这些药物却在临床常用，这并非医生明知故犯。依据相关法律、法规，药物不良事件肯定要写入说明书，目的在于提醒医生慎用，同时也是对患者和家属的告知。有关说明书中的药物不良反应的细节，有时需要医生解读。

24 如何平衡风险和受益

当痴呆的精神行为症状严重，其他治疗无效时，患者仍需服用精神药物，但是医生也应注意到药物的风险。

那么如何平衡风险和受益呢？

① 精神药物使用一般原则：一般只在精神症状带来较大风险的紧急情况下，或采取非药物干预、促认知药物治疗失败才考虑使用精神药物。首选单用非典型抗精神病药，选择安全性高的药物，尽量避免合并用药。注意用药的个体化，遵循老年人用药的一般原则，小剂量起始，如以成人推荐起始剂量的 1/3 ~ 1/2，缓慢加量至最低有效剂量。注意监测疗效和不良反应，适时降低药物剂量或停药。

② 药物的不良反应特征及干预措施：我们列举了痴呆患者使用精神药物的常见不良反应、影响因素和预防要点。

表 3-1　药物的不良反应特征及干预措施

药物常见风险	表现	主要影响因素	预防要点	备注
过度镇静	日间困倦，难以唤醒	药物种类、剂量；个体敏感性	选择合适药物：镇静作用轻、药物半衰期适中，避免日间给药，小剂量滴定	氯丙嗪、氯氮平以及奥氮平较强
直立性低血压	突然站立后出现头晕、眼花甚至晕厥	药物外周松弛血管作用，服用降压药，患帕金森病等	合适药物、小剂量，起身要慢、不能快速变换体位	如传统药物*氯丙嗪、奋乃静以及氯氮平、利培酮等药物较强
锥体外系反应	手抖、动作缓慢、不协调、流涎等	传统药物的常见不良反应	合适药物、小剂量	传统药物如氟哌啶醇较强
跌倒	走路磕磕绊绊，尤其是晚间视线不佳时	年龄、运动功能、几乎所有精神药物均增加跌倒风险	加强评估、辅助设备、注意防滑、挪去可能伤害患者的尖锐物品，应用小剂量弱效药物	服用速效催眠药（如唑吡坦、佐匹克隆）或速效药物（氯硝安定等）后尽量避免下床活动

（续表）

药物常见风险	表现	主要影响因素	预防要点	备注
认知损害	服药后更糊涂	抗组胺和抗胆碱能作用有关	评估认知症状，尽量减少药物剂量	如氯氮平、氯丙嗪等药物
心血管不良事件	心肌梗死、脑缺血等	可能和药物引起血液高凝、内皮损伤以及活动减少有关	注意相关症状和危险因素干预	传统药物较高
死亡风险	服药的患者比安慰剂组有更高的死亡率	用药初期和长期用药累积风险增加，药物加剧躯体疾病的可能	尽量采用非药物干预和促认知用药，小剂量用药，及时减药或停药	传统药物风险较高，新型药物风险高，总体接近

* 指1950年代后上市比较早的抗精神病药，也称经典抗精神病药，代表药物有氯丙嗪、氟哌啶醇等。相对应的是新型药物，也称非经典抗精神病药，如利培酮、奥氮平、喹硫平和阿立哌唑等。

小结

　　老年人原发的精神病，如精神分裂症是比较少见的，而老年人群中痴呆患者常见得多，如果精神症状突出，很大的可能是精神行为症状表现。精神行为症状很常见，招人厌烦且会加剧病情进展，影响生活质量。精神行为症状也是影响患者社会生活功能的重要因素之一，如常见的抑郁症状或谵妄改善后，患者的认知功能或功能状态可能出现较大幅度改善。精神行为症状治疗常使用新型抗精神病药，可以明显缓解幻觉、妄想和激越等精神症状，但因其不良反应较多，且与剂量正相关，故需要选择安全的药物，注意剂量的把握，及时评估疗效和安全性。需要特别注意的是，无论增加和减少药物剂量，都需要在医生的指导下进行，切忌自行调整药物。

（李冠军）

四

阿尔茨海默病
居家护理指南

25 如何正确认识和排解压力与负担

目前对于居家护理的痴呆患者，大部分护理照顾都是由家庭成员完成，以配偶间照护居多，女性成员如患者的女儿照护也比较常见。无论照护是由老年配偶独自完成，还是子女或其他照护者提供照护，整个照护工作通常强度高且耗时，照护者需要承受很大的精神压力。由于照护者大部分的时间均花在患者身上，其自身的社交生活受限，甚至导致社会隔离，并且照护者眼看亲人日渐衰弱、糊涂，甚至还伴随着烦人的精神行为症状，可能会严重影响照护者的身心健康。照护者还容易出现失眠、焦虑和抑郁等精神问题，他们自身的躯体疾病也会加重，这种情况一般统称为照护者负担。

总体而言，每一个照护者都会面临不同程度的压力和负担，其强度受痴呆患者的疾病类型、症状严重程度、是否伴有精神行为症状以及需要照护的时间长短等因素的影响，也与照护者的年龄、自身家务和照护能力、身体和心理承受能力以及整体支持水平相关。因此，照护者的躯体健康和精神健康都非常重要。对于照护者面临的压力和负担又该如何正确认识和排解呢？

（1）如何正确认识压力与负担？

前文我们说了，几乎所有的照护者都存在各种压力与负担，照顾痴呆患者可能是一项旷日持久、精神压力大并且伴有一定风险的工作。正确认识压力与负担分以下几个层面：①医务工作者和照护者的亲属对此要有心理准备，充分理解照护者的痛苦，这样才能提供相应的支持。②照护者本人不必忌讳讲述这种压力和负担，为了降低痴呆患者相关的病耻感，要主动寻求帮助和支持。③仍需强调在整个社会层面，要认识到痴呆照护的困难和巨大的需求，通过调配资源，增加投入造福民众。

（2）如何正确排解压力与负担？

照护者的压力与负担肯定存在，很难做到顺其自然，适当表达这种负面情绪并非不可接受。我们可以在两个层面努力降低这种压力与负担：①加强痴呆患者的医疗管理。采取综合管理，多学科、多举措并行，改善痴呆患者的综合状况，包括躯体疾病、认知功能、生活功能和精神行为症状等方面，有效降低照护者的压力和负担。如精神行为症状的干预，如果控制得当，能大幅度降低照护者的风险和照顾难度。给予痴呆患者系统的促认知药物治疗，也能减少照护时间，降低压力和负担。如果评估下来痴呆患者不适合居家护理，应及时联系相应护理机构。②寻求外在帮助。如社区提供长护险服务，专业护理人员上门指导以及帮助照护患者，照护者适当放松并接受相关培训。如果是夫妻间照护的，可以由子女或其他人员接手，给他们腾出一个短假期，或许照护者可以出门购物、和老朋友小聚甚至短期旅游，这样能在一定程度上缓解他们的压力与负担，使照护者获得舒缓的机会。

（3）如何调整和控制情绪？

照护者因压力和负担产生的异常情绪，如明显的焦虑或者抑郁，应对其进行精神访谈或相应量表评估。对症状较轻者，一般的倾听、安慰和疏导会有所帮助。对于症状较重者，应给予必要的医学干预。对照护者本人而言，也需要注意自我调整和情绪控制，树立积极的心态，不怨天尤人。学习痴呆患者照护技巧，通过和痴呆患者的交流，理解他们的片段言语或肢体语言表达，抚平患者的异常情绪，避免激发异常行为，这也是一个经验积累和逐渐提高的过程。在痴呆患者面前要强调情绪控制，保持平静语气和温和的肢体动作，避免双方冲突激化。

掌握情绪控制技巧，也不必一味压制自己的情绪，否则会给照护者带来更严重的心理健康问题，最终损害照护者和痴呆患者双方的利益。照护者应积极和家人、社工、医护等专业工作者联络，争取外界支持和帮助。推荐照护者参加支持团体，在专业人员的指导下学会适当的情绪控制技巧，相互交流和支持对于照护者来说可能帮助更大。

26 异常行为对策

笔者曾碰到老年认知障碍（以阿尔茨海默病为代表）患者，年轻时是个非常体面的人，但到年纪变大后行为出现了很多异常，如出现超市偷窃、骚扰女性等悖德行为，我们称之为脱抑制症状。简言之，就是高级皮质对低级中枢的抑制作用减弱，本能暴露，遵从道德规范和社会公序良俗的能力削弱，甚至出现违法行为。这些异常行为虽相对少见，却会带来比较恶劣的社会影响。更多见的情况是痴呆患者表现出激越、冲动和攻击行为，给照护者带来巨大的压力和负担。

老年认知障碍患者异常行为的原因是什么？

原因比较复杂，主要包括以下几点：①患者的异常行为以精神行为症状的表现最为常见，如前文提及的脱抑制症状、激越攻击行为等。②异常行为也可能是继发于认知损害，如记忆力下降，常出现反复翻找物品，怀疑物品被窃，情绪激惹，和家人或保姆争吵，甚至打斗。临床上可见额颞叶痴呆患者大量饮用含糖饮料，生吃冰箱中的食物，甚至某些重度老年认知障碍患者失去基本的判断能力，拿起肥皂就吃，这些异常行为显然与痴呆认知损害相关。③部分痴呆患者的异常行为也可能是年轻时性格的延续，比如部分患者年轻时就脾气火暴，特别固执，患老年认知障碍后更加容易失控，尤其是伴有抑郁情绪或者类躁狂症状时，激越、攻击行为会特别突出。④也有老年认知障碍患者对酒精、精神活性药物等物质依赖，其行为异常更为突出。

异常行为可以简单分为两大类。第一类是容易识别、具有高风险的行为，如激越、攻击行为，一般人都能识别，破坏性强，一般需要紧急干预，常需要使用精神药物；第二类是程度较轻的行为，如反复言语、淡漠、徘徊和饮食行为异常，一般采用非药物干预更为合适。

异常行为的相应对策如下：

（1）环境调试。

我们常发现这样一个规律，痴呆老人遇到连续阴雨天就表现特别烦躁、吵闹，表面上看似乎是受天气影响，仔细分析其实很可能是老人喜欢到室外活动，和煦的阳光和清新的空气有助于他们保持更稳定的精神状态。而连续阴雨天不方便外出，限制在一个狭小的环境很容易导致他们心烦意乱，出现情绪烦躁、激惹、吵闹等表现。同样，也经常见到居家护理的老人遇环境改变，更易产生行为问题。老年人更适应熟悉的环境，应尽量减少环境改变。除环境因素之外，患者在自身躯体、心理以及社交等方面的需求未得到满足或活动目标未实现时也容易出现异常行为。

如果老人的生活环境出现变化，如离开居住多年的家去养老机构或更换其他居住环境，起初最好有家人陪伴，缓解因环境改变给老人带来的不适和紧张。如果能在新的住处安置几件老人熟悉的家具和生活用品，摆放家庭成员的照片相框，播放家庭成员尤其是小辈成长的视频，都有助于老人体会到家庭温暖，预防和改善异常行为。

（2）医疗干预。

前文我们讨论了老年认知障碍患者行为异常的主要原因，这也是针对性干预的切入要点。总体来说，高风险的激越、攻击行为需要紧急精神药物干预，甚至需要在精神科住院治疗。如果是继发性认知行为异常，根本性的方法是提高患者的认知水平，只是目前治疗药物的效能有限，但作为基础治疗，还是应强调其价值。而抑郁、焦虑及睡眠障碍这些问题比较容易解决，也就是说如果是上述问题导致的行为异常，那么接受相应的治疗能明显获益。某些行为异常使用非药物治疗具有很好的疗效，需要专业人员的指导和帮助。痴呆患者明显的行为异常多数需要医学干预，适当的症状和风险评估，制订合理的干预方案，如门诊治疗无效，需要考虑前往专业机构住院治疗。

行为异常势必增加照护的难度，也更需要专业指导，近几年在科普、医学护理培训层面也有诸多举措，必要时应联系相关机构获得支持。

（李冠军）

27 阿尔茨海默病患者的饮食管理

阿尔茨海默病的发生、发展与多种因素相关，除了年龄、遗传、社会经济和环境等因素外，个体的营养状况也是一个重要因素。由于目前阿尔茨海默病在临床上尚无特效的治疗方法，所以通过健康的生活方式，包括饮食以及生活习惯上的改变，进行早期预防就显得尤为重要。

在老年痴呆患者中，体重减轻和营养不良是最常见的营养问题。体重减轻与肌肉流失直接相关，随之带来肌肉功能衰退和衰弱等问题。而营养不良是体重减轻的后果，不仅会增加其他疾病的患病风险，还可与现有疾病形成恶性循环，造成进一步的健康状况恶化。

1）营养素、膳食模式与阿尔茨海默病

（1）营养素。

越来越多的证据提示，神经炎症是阿尔茨海默病的可能病因，因此与之相关的营养素研究多集中在抗炎因子、抗氧化物质等相关成分的研究方面，包括多不饱和脂肪酸、类姜黄素、白藜芦醇，以及矿物质和维生素等营养物质等。然而，目前的研究证据尚不支持食用某种单一的营养素能够达到改善疾病的效果。相较于单一的营养素，合理搭配的整体膳食不仅能帮助阿尔茨海默病患者摄取更全面的营养素，还能保障能量需求，预防营养不良，因此更值得推荐。

（2）膳食模式。

迄今为止，国外有不少研究发现地中海饮食、DASH 饮食以及 MIND 饮食（地中海 –DASH 结合饮食）等膳食模式有延缓认知能力下降和神经退行性病变进展的效果。它们的可能机制主要有两点：①以植物性膳食为主的模式可增加抗氧化剂摄入，减轻机体氧化应激、炎症，起到一定的神经保护作用。②肥胖、胰岛素抵抗、高胆固醇饮食等因素是心血管疾病和 2 型糖尿病的传统危险因素，也是导致认知能力下降和阿尔茨海默病的危险因素。这三种饮食模式可通过减轻相关慢性病风险，达到延迟阿尔茨海默病发生时间的作用。

目前尚无充分的临床数据判断这三大膳食模式对中国人群的认知功能是否有益，但可以在《中国居民膳食指南》的基础上，融入这些膳食模式的特色元素

表 4-1 地中海饮食、DASH 饮食、MIND 饮食
膳食模式的共同特征

- 主食选用谷薯类
- 保障蔬果摄入量
- MIND 饮食更强调绿叶蔬菜和莓果的摄入
- 多食用新鲜食品，减少加工类食品摄入
- 经常食用鱼和海鲜（每周 2 ~ 3 次），适量食用红肉
- 常食用豆类和大豆制品
- 食用植物油（橄榄油）

以获取更大的健康受益。主食类选用使用谷薯类替代部分精米白面；在蛋白质的选择上增加白肉和水产类食品摄入频次，减少红肉及加工肉产品的摄入；在蔬果选择上，增加绿叶蔬菜和莓果摄入量；烹饪油脂上选用橄榄油、菜籽油、花生油等富含单不饱和脂肪酸、低饱和脂肪酸的植物油。

在能量需求上，阿尔茨海默病患者的能量与营养素需求与健康老年人基本无异，日常需要量与身高、体重、年龄、日常活动量以及是否处于正常的生理状态相关。《中国居民膳食指南》推荐老年人每天应该摄入 12 种及以上的食物，早餐分配 1 ~ 2 种以上主食、

1 个鸡蛋、1 杯牛奶或其他奶制品，另有蔬菜或水果。中餐晚餐建议配有 2 种以上主食，1~2 种荤菜、1~2 种蔬菜和 1 份豆制品（见图 4-1）。

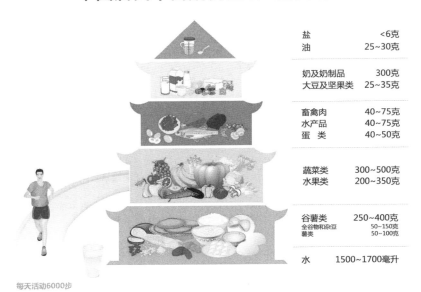

图 4-1　中国居民平衡膳食宝塔

2）营养问题与干预对策

在疾病不同时期，造成阿尔茨海默患者群营养不良的原因也不尽相同，家人和照护者需要针对这些原

因 "对症下药"。例如，患者在疾病早期可能会失去备餐能力，到疾病后期会逐渐丧失独立进食的能力（见表 4-2）。家人和照护者需要及时发现问题并且实施相应的干预对策以避免情况恶化。

（1）体重减轻。

体重减轻一般是最先发生的营养不良表现，体重在一个月内下降 5% 以上，或 6 个月内下降 10% 以上，

表 4-2　阿尔茨海默病患者可能存在的进食问题与
相应的干预对策

可能存在的进食问题	相应的干预对策
无法自主购物、备餐和（或）按时进食	家人帮助备餐、陪伴就餐
忘记吃饭	亲友提醒进餐
识别食物和独立进食的能力下降	口头提示、鼓励进食 提供喂养协助 延长喂食时间 提供高能量密度的食物
咀嚼问题	口腔护理、牙病治疗、食物质地调整
吞咽问题	吞咽评估、吞咽训练、食物质地调整

表示已存在营养不良的迹象，需引起重视。老年人群应将体重维持在正常稳定的水平，体重过高或者过低都会影响健康。中国营养学会推荐，老年人群适宜的体重指数（BMI）范围应在 20 ~ 27kg/m^2。

体重指数（BMI）= 体重（kg）/ 身高（m^2）如：身高 1.7m，体重 65kg，BMI=65/（1.72×1.72）≈ 22.5 kg/m^2。

体重监测有助于及时发现是否存在营养不良的状况，并及时对其进行干预。对于无明显健康或营养不良问题的老人，可以每隔 3 ~ 6 个月监测一次体重，对于已经存在明显健康或营养不良问题的老人，每个月或按医嘱定期进行体重监测。对于体重监测，建议保持同一着装和固定时间点，比如每次都穿同一便服，在清晨空腹时进行测量。

（2）吞咽困难。

有研究报道，在阿尔茨海默病发展后期，有13% ~ 57% 不同类型和不同阶段的痴呆患者会出现吞咽困难，随之增加患者的吸入性肺炎以及由吸入性肺炎引起的死亡风险。如果发现老人喝水时有呛咳，进食时有口、鼻反流，感觉食物堵塞在咽喉内，以及有持续性口水滴落等症状时，则需要考虑是否有吞咽障碍。

如果出现以上可疑症状，应及时去医院就诊，进行吞咽障碍评估，并确定吞咽障碍的级别。患者确诊后，应根据吞咽困难的程度，对食物性状进行改善，通过不同的加工方式改变固体食物的大小或糊状食物及液体的黏稠度，以适应患者的吞咽能力。

根据吞咽困难程度，美国营养师学会（ADA）制定了吞咽困难饮食方案，将饮食性状划分为四类（表4-3）。

表4-3　吞咽困难饮食方案

吞咽困难饮食分级	性状描述	参考食物
水平Ⅰ：泥状食物，针对中到重度吞咽障碍	均匀一致但不易松散的布丁样食物，不包括需要咀嚼形成食团，并对食团进行控制的食物	酸奶、儿童果泥、南瓜浓汤等不需要咀嚼的食物
水平Ⅱ：碎食，细馅型，针对轻到中度吞咽障碍	除水平Ⅰ的食物之外，还包括湿润、柔软、容易形成食团的食物。食物成块状，但直径不能大于2.54cm。水平Ⅱ是从泥状食物到固体食物的过渡食物	面条、牛肉沫、鸡蛋羹、带酱汁的土豆泥、软烂的香蕉等柔软但需要一些咀嚼能力的食物

（续表）

吞咽困难饮食分级	性状描述	参考食物
水平Ⅲ：软质型，针对轻度吞咽障碍	质地绵软、湿润的食物，一口可咬下的大小。该水平包括除了非常坚硬或松脆的食物之外的大多数食物	吞咽前需咀嚼，软烂的蔬菜、豆类、主食，不同烹饪手法的鸡蛋和豆腐等
水平Ⅳ：正常饮食	包括所有符合吞咽能力的食物	

（3）饮水不足。

老年人群身体对缺水的耐受性较差，阿尔茨海默患者因为健忘、吞咽困难（喝水呛咳）、药物作用以及行动不便等原因，可能更容易造成饮水不足的情况。建议老人每天的饮水量为 1 500 ~ 1 700ml，稀粥、汤水等液体食物都可算作液体摄入量。

膳食营养改善：每日均衡膳食是健康的基础。每日餐食既要满足热量需求，又要保证营养素均衡，在老人口味喜好的基础上，丰富色彩搭配以增进食欲。对于食欲不振的老人，在每天胃口较好的一餐可提供更多可选择的食物，以增加食物摄入。对于使用餐具有困难的老人，可准备一些可直接用手指拿取的食物，比如小三明治、红薯条、土豆条、虾饼及条状或块状的蔬果等，以鼓励患者自主进食。对于已出现吞咽困难的老人，建议咨询营养专业人员制定相应的膳食营养处方，学习烹饪技巧（图4-2、图4-3）。

（4）食谱举例（适用于体重55kg左右的老人）。

食谱一 吞咽困难水平Ⅲ

餐　次	菜　肴	食物名称及数量或重量
早餐	青菜包	面粉50g，油菜75g，木耳（水发）25g
	白煮蛋	鸡蛋1个
	豆浆	250ml
加餐	香蕉	150g
中餐	大米饭	大米80g
	枸杞山药炒鸭丝	枸杞5g，山药70g，去皮鸭胸肉80g
	醋溜西葫芦	西葫芦碎150g
	白芝麻拌菠菜	菠菜碎100g，芝麻10g
加餐	火龙果酸奶	火龙果100g，酸奶1盒（150mg）

（续表）

餐　　次	菜　　肴	食物名称及数量或重量	
晚餐	大米饭	大米 80g	
	炒虾仁	虾仁 100g	
	番茄冬瓜	碎番茄 50g，碎冬瓜 100g	
	蘑菇青菜碎	蘑菇 30g，碎青菜 150g	
烹调油	茶油	25 g	
食盐	食盐	＜ 6g	
能量	蛋白质	碳水化合物	脂肪
1658kcal	76.8g/17%	240.1g/57%	47.5g/25%

食谱设计理念：每日摄取 12 种以上的食物，薯类（山药）根据饮食搭配需求不同，可作为主食亦可入菜，蔬菜种类包括茎叶类和茄果类，蛋白质类动物食品选用禽肉、水产品等低饱和脂肪酸食物。在营养均衡的前提下，增加食物的多样性，另外食材也应进行细碎化处理，以符合老年人群咀嚼能力

图 4-2 55 千克体重女性一日食谱案例，总热量约 1 600 千卡

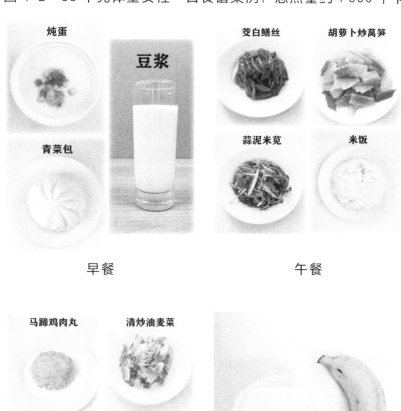

炖蛋 豆浆 茭白鳝丝 胡萝卜炒莴笋

青菜包 蒜泥米苋 米饭

早餐 午餐

马蹄鸡肉丸 清炒油麦菜

番茄卷心菜 杂粮饭

晚餐 早、午点

食谱二　吞咽困难饮食水平Ⅱ

	菜　肴	食物名称及数量
早餐	豆沙包	豆沙 25g，面粉 50g
	香菇青菜鸡肉粥	大米 25g，鸡肉末 20g，香菇 25g，青菜 50g
	鸡蛋羹	鸡蛋 1 个
加餐	苹果泥	苹果 150 g
午餐	虾仁馄饨	虾仁 50g，鸡蛋白 30g，小麦粉 75g
	菇茸青菜羹	平菇末 50g，小白菜末 100g
加餐	红薯泥	红薯 100g
晚餐	荠菜肉沫豆腐羹	荠菜 80g，肉沫 50g，内酯豆腐 150g
	馒头	馒头 100g
加餐	酸奶	150ml
烹调油	大豆油	25g
食盐	食盐	< 6g

能量	蛋白质 / 占比	碳水化合物 / 占比	脂肪 / 占比
1 614kcal	76.9g/19%	233.2g/56%	44.9g/25%

　　食谱设计理念：吞咽饮食级别Ⅱ主要以细碎、柔软的食物为主，在满足食物性状的要求上，也应满足食物多样化的要求。水果、谷薯类食物可制作成泥状，汤羹类可添加淀粉以增加厚度。一日饮食计划包括三餐三点，通过少量多餐的方式增加摄食量

图 4-3　65 千克体重男性一日食谱案例，总热量约 2 000 千卡

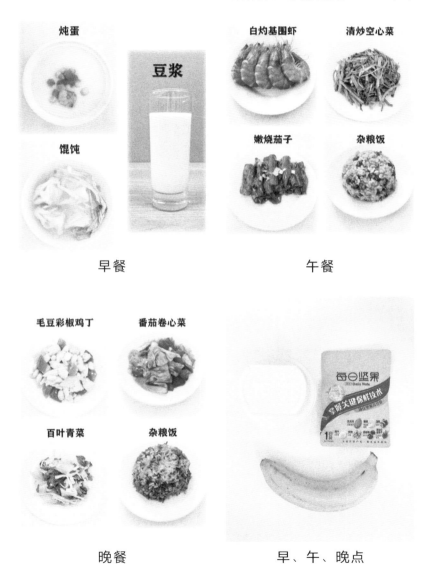

早餐　　　　　　　　　午餐

晚餐　　　　　　　　早、午、晚点

（5）营养支持治疗。

当老人经营养评估发现经口进食能量不足以达到目标量的 80% 时，建议咨询营养支持团队，进行营养支持治疗。目前临床上，进行营养支持治疗的方式包括口服营养补充、肠内营养（管饲营养）和肠外营养。一般营养专科医护人员经过营养评估，结合患者的病情，予以合理的营养治疗建议。一般在饮食基础上，首选口服营养补充，为老人选择合适的口服营养补充剂，如肠内营养制剂或特殊医学用途配方食品，以补充能量与营养素。但当老人不能通过口服进食满足目标量的 60% 或出现吞咽障碍时，考虑放置喂养管，进行管饲营养以保障营养需求。当肠内营养也不能实施时，才考虑予以肠外营养支持。

营养支持治疗过程中，护理很重要，它是营养治疗疗效的保障。

（施咏梅　刘　洋）

28 阿尔茨海默病患者家庭照护核心提示

　　根据 2020 年 9 月中国人口福利基金会、中国老年保健协会阿尔茨海默病分会发布的报告，家庭照护的核心提示有以下 10 点：

　　（1）接受疾病的诊断。接受阿尔茨海默病的诊断，意味着需要接受患者部分生活能力逐渐丧失和远去。这是亲人最难以跨越的心理防线，也是提供优质照护的关键环节。

　　（2）认识阿尔茨海默病的发展。认识不同阶段阿尔茨海默病的表现，会让照护者的心理更有准备，所制定的照护计划更为合理，有助于规划不同时期的人力、生活、照护安排。

　　（3）从容谈论阿尔茨海默病。谈论亲人的病情可能会让照护者感到窘迫，但坦然表达出亲人和自己的需求，也会让照护者感知并释放内心的情绪，从而变得从容。从容面对，对照护者和被照护者的身心都是有利的。

　　（4）安全是首要的问题。不仅局限于防止走失、误服、跌倒和锐器伤，确保营养卫生、身体舒适等也是保证患者安全的支持条件。照护者可通过观察发现危险征兆，并通过沟通更好地理解和满足患者的需求。

（5）行为也是一种表达。随着语言表达的减少，行为可能成为患者表达心理需求的主要方式，包括需要满足的愿望、生活工作的习惯和要求、病痛时的诉求，或者对照护者情绪行为的投射等。了解患者的生活和社会经历，也是与患者进行沟通的有效途径之一。

（6）不要过度保护。照护要适度，要重视并发挥患者当前的能力。照护者通过努力会给患者带来满足感和价值感，会从中体会到被尊重、被理解，这有助于缓解照护压力和负担。

（7）构建患者满意的丰富生活。规划适合居家实施的认知促进活动，保持社会参与性和生活环境多样性。学习相关知识，丰富居家生活，对减轻照护者负担和改善被照护者生活都有所帮助。

（8）家庭成员是共同的护理伙伴。患者的主要照护者不应该是唯一的照护者。长久、不间断的照护会导致主要照护者身体和精神压力巨大。因此，其他家庭成员的心理和身体支持，可以让主要照护者得到喘息和释放。

（9）照护者也是普通人。照护者能力再强也有处理不了的问题，心理再强大也有需要休息的时候。照护者要学会处理自己的感受，同时避免将自己的不良情绪投射到患者身上。要注意自身情绪反常、头疼、睡眠问题等警示信号，要掌握不良情绪的自我调适方法，如：多尝试做自己喜欢的事情，找朋友或亲属倾诉，寻求更多的心理支持等。

（10）让环境变得友好并发挥作用。在阿尔茨海默病防治的社会视野中，每个人都是主角，都有一份责任。家庭不放弃，社会不抛弃，公众不歧视，把关爱阿尔茨海默病患者化为自觉的行动，构建温暖、和谐的生活环境，让患者继续承担自己的角色，发挥自己尚存的能力。

29 如何与沟通阿尔茨海默病患者

阿尔茨海默病患者语言功能会逐步退化，出现说不出、写不来、听不懂、看不懂等情况，如何和患者沟通、相互理解，成为照护者重要技能。

（1）与阿尔茨海默病患者交谈时，要让患者思想集中，减少外来干扰，选择安静的环境，避免嘈杂。

（2）与阿尔茨海默病患者交流过程中要注意语气、语调、语速与清晰度。语气要温和，语调要平，对于听力有问题的患者，音量适当放大，语速要慢，吐字清楚。

（3）沟通时使用简短的语句。阿尔茨海默病患者的理解能力有不同程度的下降，因此每次只能提一个简单的问题，或每句话只阐述一个观点。如果句子太长，患者往往无法听懂，或者会误解语句的意思。例如："穿好衣服后刷牙洗脸，然后出来吃早饭"。可以将这句话分解成三个短句，当患者完成一个任务后，再告知下一步任务，可改为："穿衣服""刷牙洗脸""吃早饭"。

（4）如果患者没有听懂我们的意思，改用其他词语或句子来表达一遍，而不是简单地重复。因为如果第一遍他没有理解我们的意思，再重复一遍也许仍不能理解。例如"昨天睡得好么？"如果患者不能理解，我们可以替换成"昨天晚上有没有睡不着？"。

（5）如果患者在短时间内不能回答问题，应耐心鼓励患者试着表达自己的想法，不要打断患者的说话。如果患者真的无法回答，我们不应强求，可以换一个话题继续交谈。

（6）可以适当运用身体动作语言、简单的手势或姿态，例如点头、摇头或表达胜利的手势（图 4-4）。与患者交流时可以轻轻拉住对方的手，帮助患者注意聆听。我们对患者的每一个微笑、每一次握手、适当的抚摸，都能使患者感受到被关注和支持，消除其孤独感。

（7）眼神交流，眼睛是心灵的窗户，在与患者沟通过程中，给予患者最大的尊重，交谈时要面对面坐，眼神接触可以使谈话更亲切。

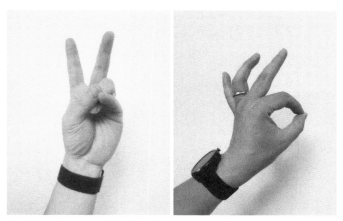

图 4-4　交流的简单手势

30 阿尔茨海默病患者的进食护理

阿尔茨海默病患者随着疾病的发展，会逐渐丧失生活自理能力，同时随着年龄增长，吞咽功能会不断下降。进食少、吞咽障碍导致营养状况差，误吸导致吸入性肺炎。因此要做好阿尔茨海默病患者的进食护理，避免上述情况的发生。

（1）一日三餐定量、定时、定质。

在疾病允许的情况下，每隔两小时提供适量的点心、水果和饮料。记录一天中食用的食品，以避免过度饮食和液体摄入过少。对于不能判断自己是否吃饱、反复要饮食的患者，应控制其每次进食量。对于不喜欢喝水的患者，要保证其液体摄入量，避免脱水。

（2）进食低盐、低脂、低热量、高蛋白、高不饱和脂肪酸、高维生素、清淡易消化的食物。

食物温度适中，无刺、无骨，切成小块，固体和液体分开放置。某些阿尔茨海默病患者无法辨别食物温度，因此要控制食物的温度。患者吃鱼时要剔除鱼刺，各种肉类的骨头也最好剔除，以防患者被鱼刺或骨头卡住。根据患者喜好，为患者提供食物时，除考虑疾病禁忌外，还要根据患者的吞咽能力提供食物。固体食物宜软，并且分成小块；面条、米线、米粉要切成小段，便于吞咽；进食液体最好不要使用吸管，避免造成误吸。避免食用坚果、果冻、大块馒头这类食物，以免造成噎食。

（3）让患者独立进食，尽量不予喂食。给予患者足够的进食时间，并督促患者缓慢进食，以防噎食、呛咳。选择合适的餐具，可使用专门的餐具（图4-5）。纯色餐具便于明显区分食物及桌面，可提高患者对于食物的注意力；色彩丰富的餐具有助于患

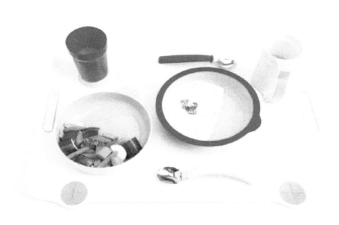

图4-5　阿尔茨海默病患者的理想餐盘

95

者进食更多的水和食物；特殊弧度设计的餐具可以防止食物掉出；防滑和容易握持的餐具造型帮助患者愉快地独立进食。必要时，可以允许患者用手抓食物，比如包子、玉米等。

（4）创造固定、安静、安全、光线适宜的就餐环境。

固定的位置、餐桌能给患者带来熟悉感和稳定感，使其精神放松；安静的环境，能够让患者专注地进餐，不被打扰，避免造成混乱、困扰，就餐过程中关闭电视、收音机等让患者专注地吃饭。环境安全的核心是简单，餐桌上只放置食物和餐具，移除多余的物品，以防患者无法辨别食物而造成误食。充足光线能让患者辨清食物的内容、位置，选择所喜爱的食物。

（5）保证口腔清洁和功能，佩戴合适的假牙。

督促患者早晚刷牙，清洁假牙，必要时家人要做示范动作，动作宜缓慢，引导患者正确刷牙。帮助无法自行刷牙的患者进行口腔护理，清洁假牙。及时发现和治疗患者的口腔疾病，以免其因为牙齿疼痛、口腔溃疡、牙龈疾病、舌部疾病等导致咀嚼功能障碍、味觉下降，造成食欲不振，引起营养不良。

（6）当患者失去了自我进食能力时，家人需要帮助喂食。

在疾病允许情况下，取坐位或半坐位，每次喂食勺子的1/3 ~ 2/3，尽量送至舌根部，耐心等待患者咽下。喂食下一口之前，先检查患者是否已经咽下食物，如果食物长时间不能咽下，可轻轻按摩患者的嘴及下颚，提醒患者咀嚼。固体与液体交替，以便食物顺利下咽，如仍不能下咽，要挖出食物，待其清醒或饥饿时再喂，喂食后保持坐位半小时。

（7）当患者出现如表4-4所示的进食问题，照顾者可以和医生或护士商量如何帮助患者保持正常进食。

表4-4　进食问题列表

类　别	进食问题
（1）自主进食能力下降的问题。	□ 不能使用餐具 □ 无法自主选择食物 □ 每次进餐中注意力分散，无法独立完成进餐 □ 自主咀嚼能力下降 □ 吞咽困难，表现为准备吞咽时有反胃感、食物无法下咽、吞咽中或吞咽后出现呛咳或窒息等
（2）引发安全风险的问题。	□ 近1周出现过噎食、呛咳 □ 进食速度过快 □ 进食异物 □ 进餐中出现激越行为，如躯体攻击、扔餐具、破坏物品

（续表）

类　别	进食问题
（3）导致营养失衡的问题。	□ 每日至少 1 次拒绝进食，表现为拒绝去进餐地点、拒绝张嘴、进食时将头转开、嘴里塞满食物或咀嚼时间延长但不吞咽、吐出食物、扔食物或餐具 □ 持续 1 周每餐进食量减少 □ 每天至少 3 次餐后持续要求进食 □ 体重指数（BMI）<18.5kg/m^2

31　阿尔茨海默病患者的排便护理

阿尔茨海默病患者随着疾病进程，大小便的控制能力下降。因此，帮助患者排便成为照护者每天最痛苦的事情。照护者需要帮助患者养成良好的如厕习惯，预防尿失禁和便秘的发生。排便是十分隐私的事情，一定要在保证患者自尊的前提下进行。

（1）随着阿尔茨海默病病程的进展，患者会出现不能及时找到卫生间、大小便排泄在身上的情况，而且这种情况会变得越来越频繁。为了应对这种情况的发生，厕所应设置患者熟悉的标志，夜间保持厕所灯常亮。如果厕所距离患者较远，可在卧室放置床边简易坐便器。夜间起夜较多的患者，家人或照护者需要协助其床上、床旁小便。

（2）小便护理。

① 照护者需要制订有规律的如厕时间表，把如厕时间记录下来，寻找规律，按时如厕，如在进餐前后、睡前或每隔2小时如厕一次。或者通过观察患者排便前的特定固定表情、行为，发现其上厕所的意图，引导其及时排便。或者根据患者水和液体摄入的量，每两三个小时，询问患者是否要排一次小便，锻炼患者膀胱的功能，防止尿随意排出。入睡前减少患者液体和咖啡因的摄入，以减少夜间尿失禁发生。外出郊游时，鼓励患者在外出前先上厕所，到达目的地后先找到卫生间，穿着方便如厕的衣服，如果去不熟悉的地方，多带一套衣服以防万一。

② 鼓励患者控制排尿。当患者发生尿失禁时，照护者保持沉着和冷静的反应，可以使患者安心。协助患者及时换上干净的衣服，使用柔和坚定的语气安抚患者，避免下次意外发生。

③ 患者已无法控制小便，可选择吸水和锁水性能良好的透气纸尿裤并及时清洗更换。清洗皮肤的动作要轻柔，不要用力摩擦皮肤，采用柔软的毛巾，轻拍式清洁，清洗时水温不可过高，皮肤清洗液最好无香味、无刺激性，接近皮肤的酸碱度值，不建议使用碱性肥皂，建议采用一次性湿纸巾。

（3）大便护理。

① 保持良好的饮食规律和作息习惯，尽量保证定期定时排便，例如每天一次或每 3 天一次排便，每天早餐或晚餐后定时排便。阿尔茨海默病患者排便障碍的类型及对策如图 4-6 所示。白天增加活动量，患者每日自行顺时针按摩腹部，都可以促进胃肠蠕动。日常多饮水，多吃香蕉、苹果、芹菜、韭菜、菠菜等富含纤维的食物，也可在菜品中添加一些麻油，既增加食物的香味也可以润肠通便。养成每天早晨起来喝一杯温白开水的习惯，不喜欢白开水的患者可用蜂蜜水或盐水代替。

② 患者有便意却排便困难时，可使用开塞露通便。方法为让阿尔茨海默病患者侧卧于床边，下肢弯曲，照护者一只手扶住患者，一只手持开塞露，先挤出少量液体滋润管口，嘱患者深呼吸放松，再将管口

第一型		一颗颗硬球 （大便难以通过肠道）	便秘	肠道蠕动力较差，大便又干又硬，要多补充膳食纤维和水分，肠道才会有活力
第二型		肠状、表面凹凸		
第三型		肠状、表面有裂痕	正常	继续维持
第四型		长条状、表面光滑		
第五型		断裂、柔软块状 （大便易通过肠道）	腹泻	肠道内有害菌太多，多数由于是营养失调、腹泻引起。平时也要多补充膳食纤维及肠道有益菌（啤酒酵母粉、米糠、天然维生素 B 族）
第六型		松软小块、糊状		
第七型		水状（完全液体）		

图 4-6　阿尔茨海默病患者排便障碍的类型及对策

插入肛门，挤压瓶体将药液注入肛门，让患者憋住暂时不要排便，等待几分钟然后再去厕所。如果大便干结，开塞露没法帮助大便排出，就需要照护者戴一次性塑料手套或橡胶手套，涂润滑油后将食指轻轻插入肛门，抠出积存在直肠的干硬粪便，动作要轻柔，可以配合腹部按压，增加腹腔压力帮助大便排出。

③ 患者长期排便困难者，可以每日服用一些温和的导泻药物，例如便塞停（比沙可啶肠溶片）或杜密克（乳果糖口服溶液）。

32 阿尔茨海默病患者的睡眠护理

由于阿尔茨海默病患者存在时间定向力障碍，可能分不清白天和黑夜，早期即会出现睡眠－觉醒节律紊乱。随着疾病的发展，这一现象逐渐加重甚至可能出现完全的昼夜睡眠颠倒。

（1）建立有规律的活动及睡眠时间表，形成一定的生物钟。具体内容包括建立固定作息时间，每日规律运动，增加白天阳光照射，避免白天过度打盹，规律就餐时间，营造舒适安全的睡眠环境，只在卧室睡觉，夜间避免摄入过多液体，入睡前排空膀胱，避免饮酒、摄入咖啡因和吸入尼古丁，例如咖啡、浓茶、巧克力、可乐、香烟等。

（2）纠正不良的睡眠观念，帮助建立合理的睡眠期望。方法包括只有产生睡意时才上床，在床上不做睡眠以外的事。卧床20分钟内未入睡，必须起床做点其他事情，想睡觉再回到床上，使入睡和躺在床上形成条件反射。缩短午睡时间，缩短卧床时间，增加患者对睡眠的渴望。

（3）运动锻炼可以减少患者的焦虑、易怒、激动和沮丧等消极情绪，改善阿尔茨海默病患者的睡眠质量、延长睡眠时间，如瑜伽、太极拳和八段锦。其中，太极拳作为一项安全简单、身心愉快、依从性好、可长期坚持的运动方式，被视为改善阿尔茨海默病患者睡眠质量的非药物方法。

（4）感觉刺激方法。

① 视觉——光照疗法。

适当的光照可同步人体下丘脑视交叉上核中的昼夜节律起搏器，调节阿尔茨海默病患者昼夜节律，产生良好的睡眠－觉醒周期。由于疾病原因导致阿尔茨海默病患者户外活动减少，光照刺激昼夜生物钟时间降低。如果无法保证户外活动，室内灯光照射也能达到类似效果，光照的设备可根据具体情况选用床头灯、台灯和落地灯。

② 嗅觉——芳香疗法。

芳香疗法指从芳香植物中提取精油，经涂抹、按摩和吸入等方法进入人体，促进血清素和内啡肽分泌，活化副交感神经系统，增加夜间褪黑素产生，从而改善睡眠。其中香薰是使用最多的方法，采用患者喜好的精油（薰衣草，薰衣草和甜橙混合物，柏树和雪松精油混合物），每晚睡觉前取精油滴在毛巾上，将毛巾包裹于枕头，香气可以持续一晚。也可以在香薰机中加精油，让其持续挥发香气至早上起床。总体而言，芳香疗法对患者睡眠质量具有一定积极作用，且简单易行。

③ 听觉——音乐疗法。

音乐疗法是根据患者疾病特点和个人情况，以治疗为目的，通过音乐元素刺激患者脑内杏仁核，使其产生愉悦放松的心理体验。通过被动倾听或主动唱歌、演奏乐器、跟随音乐节奏活动身体等形式，可以调节情绪、改善睡眠。还可以使用音乐联合运动的多学科协作方案，如患者根据音乐节奏模仿游泳运动或太极练习，并结合乐器演奏、唱歌等形式。交互式音乐疗法对患者睡眠障碍的效果更佳。音乐疗法适合存在沟通困难但热爱音乐的阿尔茨海默病患者。

④ 多感觉刺激疗法。

多感觉刺激疗法是指在非侵入性的环境中为患者提供多感觉刺激，唤醒大脑网状系统，促进结构重塑，且不需要患者具备很高的记忆力和学习能力。多感觉刺激疗法包括感官花园、园艺疗法等。感官花园是一种基于多感觉刺激疗法的非药物干预方式，指专门为阿尔茨海默病患者精心设计的花园，在保证患者安全的前提下，利用空气、鸟鸣、花香、阳光等方式刺激患者感官系统，改善其不良情绪和睡眠障碍。

（5）中医疗法。中医学认为，正常睡眠模式主要依赖于人体平衡的阴阳对立两面调节，按摩、耳穴埋豆是通过感觉刺激皮肤和穴位发挥治疗失眠的中医疗法。目前的研究发现中医疗法改善睡眠效果显著，简便易行，无不良反应，可以在阿尔茨海默病伴睡眠障碍患者中推广。

（6）阿尔茨海默病患者的睡眠障碍还包括在夜间出现幻觉。如发生这种情况请不要大声训斥患者，保持态度缓和，让患者觉得安全有保障。同时从患者的视角去查看环境，细心地去发现幻觉的"触发物"，例如摇摆的窗帘、移动的影子或电视机的声音。打开夜灯可以减轻患者的焦虑，并安抚患者情绪。如果去除了"触发物"，患者的幻觉仍然存在，请及时告知医生。

33 阿尔茨海默病患者的疼痛护理

随着躯体衰老，患者会出现各种各样的慢性疼痛，会影响患者的情绪、睡眠和生活质量。然而老年阿尔茨海默病患者语言表达存在障碍，因此准确地识别阿尔茨海默病患者的疼痛是非常重要的。

（1）疼痛的判断：尽管阿尔茨海默病患者存在记忆功能受损和沟通障碍的问题，但多项研究表明，轻度或中度认知障碍的老年患者仍可有效地自我描述疼痛。但是当患者无法进行疼痛的自我报告时，只有熟悉患者的家属或者照护者能从患者细微的行为变化中感知患者是否存在疼痛，此时观察疼痛行为表现就是一种较为可靠的疼痛评估方法。例如，①面部表情：皱眉、前额起皱纹、快速眨眼、面部扭曲、痛苦表情、突然流泪、面色苍白。②声音表达：大声呼喊、呻吟。③身体行为异常：呼吸急促、活动受限、坐立不安、辗转反侧、攻击性行为、拒绝进食、骂人、嗜睡、常规活动突然停止等。④精神状态：紧张、恐惧、焦虑、意识模糊加重等。

（2）疼痛的非药物干预措施，包括物理干预、心理干预等。

常用的物理干预方法，包括物理治疗、推拿按摩、运动等。物理治疗恢复神经－肌肉－关节的运动平衡，恢复骨关节的运动力学和运动轨迹，从而消除疼痛。推拿按摩以中医经络为理论基础，在脊柱周围穴位进行点按揉，可作为辅助措施用于阿尔茨海默病患者疼痛干预。运动锻炼对于缓解慢性疼痛非常有效。运动可增强骨承受负荷和肌肉牵张的能力，还可以调节情绪，振奋精神。心理干预方法如音乐、分散注意力、放松或催眠等，通过影响患者的思维方式、感觉方式和对疼痛的反应，进而缓解疼痛。其实，中医药传统文化中的气功、冥想等也可以与药物镇痛相结合来进行阿尔茨海默病患者的疼痛干预。

34 阿尔茨海默病患者的服药护理

　　帮助阿尔茨海默病患者准时、按剂量吃药，是照护者每日必须完成的工作。然而该项工作常常成为照护者非常头疼的事情，以下提供一些方法可以帮助照护者，但是每个患者个体都是独一无二的，所以也需要照护者去摸索适合自己家人的方法。

　　（1）阿尔茨海默病患者经常出现忘记吃药、吃错药或忘了已经服过药造成过量服用药品等情况，所以必须有人了解患者的药物使用清单，帮助患者每次将药按时按量全部服下。

　　（2）阿尔茨海默病患者服药后常不能诉说其不适，家属要细心观察患者有何不适，如有药物不良反应须时告知医生，以便调整给药方案。

　　（3）对伴有抑郁症、幻觉和自杀倾向的阿尔茨海默病患者，家人一定要把药品管理好，放到他（她）拿不到或找不到的地方。

　　（4）对拒绝服药的患者，一定要看着患者把药吃下，让患者张开嘴，观察是否咽下，防止患者在无人看管后将药吐掉，要用温柔的语气、关心的方法，不要让患者觉得自己被怀疑。

（5）阿尔茨海默病患者常常不承认自己有病，或者常因幻觉、多疑而认为家人给的是毒药，所以他们常常拒绝服药。这就需要家人耐心说服，向阿尔茨海默病患者解释，可以用他相信或敬重的人，告知是这个人让其吃药的。也可以将药研碎拌在饭中或其他食物中让其吃下。陪伴吃药时候要和患者并排坐，不要让其感觉照护者高高在上。如果患者实在不肯服药，可过几分钟后再尝试，记住态度要缓和，有耐心。

（6）卧床患者以及吞咽困难的患者不宜吞服药片，可以让医生换成液态剂或是可以研碎后溶于水中的药物。

35 阿尔茨海默病患者居家环境安全保障

照顾阿尔茨海默病患者安全是首要的问题，而一个安全的居家环境是患者安全的基础。

（1）拆除家中诸如厕所、厨房等处非重要的锁和钥匙，防止患者把自己反锁困住，发生危险。

（2）常用的物品放置在固定的位置，并用鲜艳的颜色标示，防止患者到处寻找物品，发现危险品。

（3）尽量减少活动范围内物品，物品摆放位置尽量固定，做好地面防滑，防止跌倒。设置床档，避免坠床。

（4）患者可能会出现冲动行为，因此家中的危险工具如刀具、剪刀、锯子、电动工具、火源应收藏起来。有毒、有害的物品也要锁好，避免患者自伤或伤人。

（5）及时清理垃圾，避免患者翻找垃圾，抓东西就吃。可放进嘴里的任何东西都要小心保管，以防患者误食。

（6）患者洗澡、喝水时注意控制温度，热水瓶和加热水壶应该放在不易看到的地方，以防烫伤患者。

36 如何预防阿尔茨海默病患者走失

记忆力障碍是阿尔茨海默病患者最早出现的症状，因此走失是患者经常出现的问题，并且由于认知障碍导致其不能辨别环境及方向，患者很容易遭遇交通意外而威胁生命，预防走失是所有照护者一直需要关注的重点。

（1）固定的生活环境，尽可能避免搬家。当需要搬到新的地方时，最好有熟悉的物件和熟悉的人陪伴，同时帮助患者熟悉环境。

（2）尽量做到 24 小时陪伴，不要让阿尔茨海默病患者单独外出。

（3）伪装家中的出口门，可以与墙壁同色，或用布或图遮挡，或遮盖住门把手，也可以摆放深色的地垫在出口门，有些痴呆患者会避开这样的物品，或是在门上贴上红色的"请勿进入"标志。

（4）可以将患者的姓名、电话、家庭住址、联系人等信息做成胸卡或手环，让其随身携带，防患于未然。

（5）在患者的随身衣服或是鞋子等一定会随身携带的物品里安置 GPS 定位器，患者的手机也配有这种功能。照护者的手机设置相应提醒功能，患者一旦离开规定区域就启动报警。

（6）让患者每天有足够的运动量，询问他有什么不舒服或是心情如何，不要把钥匙、包和外套放在患者看得到的地方，这可能会引发其想外出的念头。

"黄手环行动"是 2012 年中国人口福利基金会与央视新闻中心共同发起的社会公益项目，其主题以关爱阿尔茨海默病患者为切入点，倡导"给生命的两头以同等关爱"。截至 2020 年底，该项目在全国 31 个省级行政区内共计发放黄手环 99.1 万只，其中微信黄手环 71.1 万只、定位黄手环 2.0 万只、防走失定位贴 26 万份。（官网：http://www.cpwf.org.cn/hshxd/）

37 如何预防阿尔茨海默病患者跌倒

阿尔茨海默病患者由于认知能力的下降，已成为跌倒的重点高危人群。跌倒一旦发生，对患者的生活会产生重大影响，因此避免跌倒发生是家庭照护者需要特别关注的。

（1）创造居家安全环境：保持室内灯光明亮，在过道、卫生间和厨房等容易跌倒的区域应特别安排"局部照明"；在患者床边应放置容易伸手摸到的台灯。房间通风良好，地面干燥、平坦、整洁；家具的摆放位置不要经常变动，将经常使用的物品放在触手可及的位置，不需要登高取物；保持家具高度适宜，不使用有轮子的家具，家具边缘尽量保持钝性，必要时可以使用防撞条，防止产生伤害；尽量避免地面的高低不平，去除室内的台阶和门槛；将室内所有小地毯拿走，或使用双面胶带固定，防止小地毯滑动；过道、洗手间和淋浴房安装扶手。

（2）合理用药并关注药物不良反应：指导患者按医嘱正确服药，避免自行同时服用多种药物，了解药物的不良反应，注意用药后的反应。服用药物后动作宜缓慢，预防跌倒的发生。

（3）选择合适的辅助工具：指导患者选择适宜的助行器（手杖、步行器等）。如有视觉、听觉障碍的患者应佩戴眼镜、助听器等其他补偿设施。

（4）帮助患者调整生活方式：避免走过陡的楼梯或台阶，上下楼梯、如厕时尽可能使用扶手；转身、转头时动作缓慢；走路保持步态平稳，尽量慢走，避免携带过重物品；避免去人多、湿滑的地方，避免过急过快的体位改变；睡前饮水不要过多，避免导致夜间多次起床如厕，夜间床旁放置小便器避免独自如厕；避免在他人看不到的地方独自活动。衣着舒适、合身、长短适宜，避免过于紧身或过于宽松的服饰，以免行走时绊到；鞋子要合适，鞋底防滑，避免穿拖鞋。

（5）坚持运动：坚持参加适宜、规律的体育锻炼，如打太极拳、散步、慢跑等运功，以增强肌肉力量、柔韧性、协调性、平衡能力及灵活性，从而减少跌倒的发生。

（6）防治骨质疏松：指导患者加强膳食营养，保持饮食均衡，适当补充维生素 D 和钙剂。适当增强体育锻炼，增强骨骼强度，降低跌倒的发生率。

（7）新兴的人工智能辅助技术，包括互联网等技术则能通过互联网连接的可穿戴设备使社区医务人员能实时监测患者的周围环境、健康状况，并可在其出现不良事件之前提醒患者。此外，阿尔茨海默病患者可以在家中安装智能传感器，提供一种有效的手段来监测患者健康状况和身体活动度，及时发现并防止意外发生。

38 阿尔茨海默病患者出现攻击性言语行为怎么办

阿尔茨海默病患者随着认知能力的退化，会出现性格和行为的改变，以前文质彬彬的人突然出现了暴力行为或粗鲁的言语。照护者要理解这种行为，这是疾病所致，不是患者的本意。遇到这种情况照护者遵循以下方法，必要时和有经验的医护人员沟通，避免自身受到伤害。

（1）秉着不争辩、不纠正、不正面冲突的原则。使用疏导、解释或转移注意力等方式减轻攻击行为，避免发生争吵，必要时暂时回避。

（2）患者出现攻击行为时，应立即将患者与激惹他／她的环境或人分开。首先确保患者安全，管理好周围的贵重物品、易碎物品及锐利物品。与患者保持安全距离，做好自身防范。保持冷静，不应对抗或表现出愤怒，可尝试由信任的人给予安抚。

（3）患者出现攻击性语言，有明确指向对象时，应立即将其与患者分开，保持安静，不应争辩。无明确指向对象，且不会危及与周围人的情况时，宜有意忽略。由幻觉、妄想引发者，应认可患者的感受，移除引发因素，可转换话题、引导做感兴趣的事来转移注意力。

（4）照护者接近阿尔茨海默病患者应在他（她）可以看到的范围内，避免从背后突然触碰，导致患者受到惊吓。当患者在行走中，照护者要避免站在患者的正面或其前进的方向，否则患者会认为照护者形成威胁，从而引发患者突然的攻击行为。当患者坐着时，照护者要避免站着和患者说话，否则患者会有压迫感，从而出现烦躁、不配合。当患者睡觉未醒来，照护者要避免直接触碰患者身体，应该轻声呼唤直到其应答，避免患者因害怕出现的攻击行为。

（5）阿尔茨海默病患者出现攻击性行为时，照护者要分析并记录可能的原因，从而避免这些诱因。

表 4-5　攻击性行为或语言的诱因

类　别	内　容
躯体因素	躯体不适症状：如饥饿、口渴、皮肤瘙痒、便秘、体温＞ 38℃、疼痛、尿潴留、粪嵌顿、血糖过高 / 过低等 药物不良反应
环境因素	环境陌生（新换住所或房间） 环境缺乏私密性 环境嘈杂 温度过高 / 过低（以 20 ～ 22℃为宜） 相对湿度过高 / 过低（以 60% 为宜） 光线过亮 / 过暗 环境中有令人恐惧或讨厌的声音、色彩 环境中缺乏视觉、听觉、触觉、嗅觉刺激
精神心理因素	幻觉：如幻听、幻视 妄想：如被窃妄想、被害妄想、坚信住所非自己家 情绪低落、悲伤、焦虑、恐惧 不安全感、挫败感、无聊感、缺乏归属感
照护者因素	照护者陌生 照护者表现出负性情绪或态度 照护者沟通与交流方式不当 照护行为不当，如强迫、急躁、暴露隐私 照护者的语言或行为激发既往的负性经历 照护行为与文化习俗相冲突

（6）照护者需要收集信息。患者发生攻击性行为前，发生了什么事？攻击性行为的具体表现是什么？患者恢复正常行为需要多少时间？什么措施让其平静下来？然后寻求医务人员的帮助，共同分析并总结有效控制攻击性行为的方法。

表4-6　攻击性行为信息收集表

收集的信息	是/否	具体描述
攻击性行为前，发生了什么事？		
攻击性行为的具体表现是什么？		
恢复正常行为需要多少时间？		
什么措施让其平静下来？		
身体方面：疲劳？睡眠障碍？便秘？脱水？视听障碍？疼痛或其他不适？		
心理方面：恐惧？焦虑？抑郁？渴望被关注？		
环境改变（吵闹、空旷、陌生、杂乱、繁忙、不熟悉的环境等）？天气异常？		
更换了药物？药物有无不良反应？		
病情有无变化？记忆力不断下降？性格改变？行为古怪？		
特别需要说明的情况？		

（7）如果暴力表现变得越来越频繁，照护者应与医生商量，询问是否需要给予药物控制。

（朱　圆　余小萍）

39 阿尔茨海默病患者如何进行心理调养

阿尔茨海默病多属于慢性进展性疾病，常有患者或者照护者询问医生，患者能生存多久？目前，在治疗和照护水平提高的前提下，患者生存期明显延长，常可达 10 年以上。在这个长期"抗战"的过程中，患者和照护者的心理调养也是重要的环节。阿尔茨海默病患者的子女也会有遗传风险等方面的担心，即便临床筛查、认知功能检查和辅助检查都正常的老人，也常表现为对阿尔茨海默病的过度担心，尤其是在他们的长辈中有阿尔茨海默病病例的情况下，也会担心遗传。

（1）如何消除老年人对阿尔茨海默病的担心？当老年人出现记忆、语言等认知问题，尤其是照护者和他人注意到上述情况时应积极求诊，如确诊则可以进行早期干预。老年人中有这样一个群体，他们实际的认知能力是很好的，也可能随年龄增长或受情绪、睡眠等影响，有轻微的记忆力问题。可能是出于对痴呆的恐惧，他们特别担心自己会发展成痴呆，常反复去医院检查和医生探讨痴呆的预防，即便在临床评估和相关检查不支持早期痴呆的情况下，他们依旧不放心。这其实更多的是老年人对痴呆的恐惧和焦虑情绪。那么如何排解呢？要针对性干预焦虑，首先要加深老年人对痴呆这组疾病的理解，临床上表现为家族遗传性的痴呆病例是比较少见的，以常见的阿尔茨海默病为例，家族早发型病例可能不足 1%。因此父辈中即便有阿尔茨海默病患者，如果起病在 80 岁左右的高龄，其实遗传的风险是很低的，故不必过于担心。

在阿尔茨海默病的风险中，可以干预的因素包括儿童青少年的受教育程度，中年阶段的听力受损，老年阶段的吸烟、抑郁和社会孤立等，也应积极干预心脑血管危险因素。我们总结为："青少年好学、中年善听、老年要开心、生活丰富" 有助于预防阿尔茨海默病。与其担心，不如行动起来，加强预防。反之，明显的焦虑情绪甚至会加剧阿尔茨海默病的风险。如果对阿尔茨海默病的焦虑严重，通过安慰、疏导、分散注意力等心理干预方式未能改善，就需要相应的药物治疗，也常使用新型抗抑郁药，如常用的"五朵金花" SSRIs 类抗抑郁药，以及非苯二氮䓬类抗焦虑药等，这需要专业人员的介入。

（2）患者如何进行心理调养？尤其在阿尔茨海默病早期，患者如果认识到自己的记忆、语言能力和生活能力逐渐下降，很容易产生对阿尔茨海默病的恐惧、抑郁和焦虑情绪，伴随失眠也不少见。阿尔茨海默病前期和阿尔茨海默病早期是老人心理变化最复杂、问题最多的时期。他们常为自己的头脑糊涂、记忆力减退、严重失眠等身心不适而十分苦恼，甚至悲伤抑郁、失去生活信心。阿尔茨海默病前期和早期的情绪问题除受上述社会心理因素之外，还可能受阿尔茨海默病的基础病理改变影响，有时也称作阿尔茨海默病前期的非认知症状。

前期或早期最需要心理调养，当然重点是消除他们对阿尔茨海默病的恐惧、悲观和焦虑。鼓励老人把心中的苦闷讲出来，他们最担心什么，这样才能更有针对性地进行调养。可以鼓励老人怀旧，让他们表述既往的成就感，这样才能使他们的思维活跃，用乐观的情绪驱赶对阿尔茨海默病的恐惧和不安。如果让他们孤独自处、惊恐不安甚至憋闷终日，那可能只会加速阿尔茨海默病的发展，降低其生活质量。

以回忆疗法为例，可以通过引导老人回顾以往的生活，重新体验既往生活片断，协助老人了解自我，减轻失落感，增加自尊及增进社会化的治疗过程。回忆疗法主要是帮助患者重温经历，尤其是积极、生动且有重要意义的事件，如家庭聚会和婚礼，所用的工具通常是照片、音乐、影片和有刺激意义的文物等。回忆疗法是能增加幸福感、给予快乐和刺激认知的方法，能改善患者的行为、增加幸福感和社会互动、促进自我保健和激励患者。

有些影视作品中描述的情节值得参考。如是否应该在患者疾病早期、认知功能损害很轻的时候给患者足够的时间和自主权去完成他们未尽的心愿，处理能力所及的法律问题，尽量不留遗憾？这个过程也特别需要家人的陪伴，宜和老人探讨并尽量尊重老人的选择，甚至某些决定还可以留在纸面上，比如随着病情的进展是否去住养老院，甚至也不妨稍微提及一些敏感的问题，如果到了终末阶段是否要靠胃管维持生命。

随着病情的加重，部分老人仍不愿或拒绝家人的照顾和入住养老院等安排，甚至家中请钟点工或者保姆老人也不愿意。此时，如何既尊重他们的自尊，又让他们认识现状、接受现实是很有挑战性的工作。家属可以带着患者参观条件较为优越的养老院，老友相劝或者从日间照护逐渐过渡到长住，这种适应过程的心理调适能起到事半功倍的效用。

老年人或者患病的老年人，时常如孩子一样，需要我们周围人哄着，如果对他们好，那我们为什么不做呢？

如果老年人真的到了疾病的终末阶段，对于有限抢救和生命维持是否必要是值得探讨的问题，这也涉及伦理、道德和法律层面的问题（详见第七章"阿尔茨海默病的伦理和法律问题"）。为了保证他们有尊严地生存，尽量减少他们的痛苦，家人的心理和情绪也需要调整。

（李冠军）

五

阿尔茨海默病的
康复治疗

40 康复训练与认知功能康复

　　由于阿尔茨海默病药物治疗的效果有限，因此，非药物治疗备受关注。目前研究表明，以康复治疗为主的综合干预，已经成为预防痴呆发生并延缓阿尔茨海默病进展的有效途径。阿尔茨海默病的康复强调"全人、全程"的管理，即以患者为中心，且每位患者都应在整个康复训练过程中采取主动积极的参与模式。阿尔茨海默病的康复治疗目的在于减轻患者认知功能的损害，纠正异常的精神行为，改善情感障碍，提升社交技能并最大限度地提高生活自理能力，从而促进患者回归社会、回归家庭，减轻照护者的工作负担。因此，康复治疗应贯穿于预防、治疗阿尔茨海默病患者的全过程。

　　阿尔茨海默病患者不仅会出现认知功能的异常，还会具有语言、吞咽和运动等方面的障碍。在绝大多数情况下，阿尔茨海默病的早期症状是短时记忆出现问题。随着时间的推移，疾病逐渐进展到情绪波动、定向障碍、语言困难以及难以进行日常生活活动，如洗漱、穿衣和步行等，到更晚期甚至连吞咽和如厕都无法完成。

（1）认知功能康复。

由于阿尔茨海默病的核心障碍是认知功能的全面衰退，主要表现为记忆力、执行功能、注意力、计算力或视空间能力的损害等，并影响日常生活，因此认知障碍的康复训练至关重要。认知康复发挥作用的理论是神经的修复和代偿，从而实现功能最大化，使大脑能够适应新的认知行为状态。

（2）吞咽功能康复。

吞咽障碍是阿尔茨海默病患者常见的并发症。具体原因有，因记忆力下降而遗忘自己是否进食过，因注意力下降而不能将注意力集中在食物上，因失认而导致不知道如何处理食物，因上肢精细运动功能下降而无法将食物送入口中，随着机体功能的下降，吞咽困难也随之出现。长期的吞咽功能障碍会导致营养不良、体重减轻、脱水，甚至吸入性肺炎或窒息等问题。吞咽功能康复需要在康复医疗团队的指导下，针对不同的吞咽问题使用不同的干预方法，如可以通过记事本备注自己是否已经吃过饭，通过简化餐厅布置、提亮餐具颜色、减少用餐时的干扰从而将注意力转移到食物上，使用改良过的进食餐具补偿患者失去的精细运动功能，调整食物性状和进食姿势，进行口咽部肌肉的锻炼等。

（3）语言功能康复。

语言是认知的组成成分之一，语言能力会随着认知功能的衰退而出现不同程度的下降，可以表现为失语症、神经性言语障碍、言语失用症等。其中，失语是阿尔茨海默病常见特征性症状，随着痴呆病情的加重，语言功能会逐渐衰退，会出现听、说、读、写等语言功能的全面受损，最后完全丧失语言功能。阿尔茨海默病病理改变可损害不同的脑网络途径，产生不同临床类型的语言功能障碍，进行语言功能康复时，需要对患者经过详细的评估，以制定具有针对性的语言康复方案。阿尔茨海默病患者的语言康复手段包括传统的语言训练、语言康复软件应用、使用辅助沟通设备代偿失去的语言功能等。

（4）运动功能康复。

阿尔茨海默病早期的运动障碍不明显，他们能走能动，因此，运动治疗往往容易被忽视。随着病情的进展，大脑萎缩进行性加重，运动相关脑区受累，会出现肌肉力量下降、关节活动度下降、肢体协调性差、平衡能力下降以及步行不稳等问题。对于重度阿尔茨海默病患者，由于认知状况和理解能力变得更糟糕，而难以对运动功能进行干预。研究发现，适度的运动可以增加大脑中的血容量和毛细血管数量，防止大脑中参与学习和记忆的海马体的萎缩，从而起到延缓阿尔茨海默病进展的作用。因此，即便阿尔茨海默病早期没有出现运动障碍，也应尽早开展适度的运动功能锻炼。

此外，针对阿尔茨海默病的康复治疗还包括日常生活能力康复、精神行为康复等。当您身边的人深受痴呆带来的功能障碍困扰时，应及时向康复科的医生、治疗师和护士寻求功能评估、康复治疗和居家康复护理等医疗服务。

41 如何进行认知训练

尽管阿尔茨海默病患者的大脑发生了病变，其中仍然保存着丰富的经验信息，信息与信息之间并非独立存在，而是形成了复杂的信息网络。大脑的病变使得信息之间的网络连接中断，而通过认知训练可以增加网络的复杂程度，即便某条连接线路断开了，也可以通过其他线路来获取同一记忆、事实或想法。此外，认知训练可以影响阿尔茨海默病患者大脑的神经可塑性，通过认知训练促进突触的生长或者修复，从而改善损坏的神经结构和功能。

大脑中最重要的认知功能包括：定向、注意、记忆、执行、计算、视空间处理、语言处理、运动协调和情绪加工等。认知训练的方法可以是针对特定认知功能域的标准化训练，也可以是结合多种认知功能域的综合训练。

（1）定向力训练。

定向力指一个人对时间、地点、任务以及对自身状况的认知能力。定向力下降表现为对当前时间、身处何地、家庭住址和自身年龄等失去记忆。

家属应反复告诉患者常见的人、常去的地点、要做的事情、当前的日期和时间点等，并在家中显眼的地方挂上日历和时钟，教患者使用相机和日记本等工具记录当前的时间和发生过的事，在房间的门上贴上"厨房""厕所"或"×××的卧室"等标签。

（2）注意力训练。

注意力下降表现为一件事还没完成就转去做下一件事，经常走神，需要家属提醒才能完成一个任务，聊天时不能听别人把话说完。

对此，可以进行划消训练，即在一张纸上随机写出数字、字母或汉字，要求患者将特定的目标（比如字母Ａ）都划出来；找不同训练，即对比两张近似图片的不同处，并把它圈出来；视觉追视训练，让患者眼神随着某个显眼记号的移动而移动。保持在一段时间内专注于一件事，比如写字、阅读和绘画等。如果单一训练对于患者而言过于简单，可以通过播放音乐、让家人随意交谈等方式来增加环境干扰，也可以让患者同时进行两项注意力训练任务，如边给图画涂色边学习唱歌。注意力训练的方法有很多，需要根据患者的兴趣来选择他（她）喜爱的方法，充分调动患者的积极性，每次训练开始前确保患者理解训练内容。

（3）记忆力训练。

记忆是已经获得的信息或经验在脑内储存和提取的神经过程。记忆力下降表现为忘记刚才说过的话和做过的事，不记得重要的物品放在何处，遗忘熟悉的人等。

阿尔茨海默病患者近期记忆受损严重，远期记忆相对保留。基于此，可以使用"怀旧疗法"，以远期记忆作为桥梁，加强和患者的沟通交流，协助患者回忆过去、认识自我，从而减轻失落感。怀旧治疗可以以个别回想的形式进行，选择恰当的引导物，了解患者个性、兴趣爱好和生活经历等，比如使用照片让患者回忆当时发生的事情；也可以以小组分享的形式进行，指定一个特定主题，比如某个特别的旅行、中学时的回忆，让患者积极分享，小组成员在患者回忆不起来时适当提示和交流，将时间、人物、事件串联起来，增加患者回忆过往的乐趣。

（4）执行力训练。

执行功能是人们成功从事独立、有目的、自我负责的行为的能力。执行力下降表现为患者难以制订计划、无法为某件事情做出合理决策等。

执行力训练可以进行以下活动。通过分析步骤的方式练习，如让患者按照顺序回答洗衣服的详细步骤。协助患者制订计划，如安排周末家人出游的具体活动内容。引导患者为某件事情做出合理决定，如家里需要添置一台电视机，让患者根据使用需求、资金预算和客厅情况选择一台合适的电视机。

（5）视空间处理能力训练。

视空间能力包括物体之间的定位关系、物与观察者之间的空间关系、景物之间的方位关系。视空间障碍可以表现为看不懂时钟，在熟悉的环境中迷路，不能穿衣等。通过折纸、演奏乐器、拼图、玩乐高积木等娱乐游戏活动，以及根据地图选择路线、整理房间等实际生活活动，都可以提高视空间处理能力。

（6）综合认知能力训练。

涉及多个认知领域的综合认知能力训练可以更好地帮助大脑建立功能连接，极大地增加认知储备，以对抗阿尔茨海默病带来的认知功能下降。实际上，许多活动都涉及多个认知领域，最重要的是找到自己真正喜欢的活动并持续下去。如果在进行活动时，能与他人互动，对认知功能更有益处。患者可以在以下活动中进行选择。

① 音乐治疗。音乐治疗的干预类型有接受式和参与式两种，也可以将两者结合应用。接受式音乐治疗主要指听音乐，由他人为患者演唱或播放音乐。参与式音乐治疗包括演奏乐器、歌唱或跟随音乐舞蹈等形式参与音乐活动。在音乐治疗的过程中，通过情绪调动、视空间处理、运动协调、维持注意力和促进交流

等途径提升患者的认知能力。

② 学习舞蹈。学习舞蹈可以改善协调能力、精细活动能力、情绪加工能力、记忆力和执行力等，不仅有益于认知功能，对于运动功能的提升也有很大帮助。需要注意的是选择合适的舞蹈类型，避免在舞蹈过程中发生跌倒或关节损伤。

③ 棋牌类游戏。棋牌类游戏包括麻将、扑克牌、围棋、象棋和跳棋等，需要高度集中注意力，运用执行策略应对出现的问题，使用记忆力记住所出现过的棋牌，利用计算力分析取胜或失败的结局。

④ 学习新的语言。对于许多只会讲方言的患者而言，学习普通话也是一种有效的认知训练方法，既可以调动语言处理、记忆力、执行力等提升认知水平，还能减少与他人交流的障碍从而促进社交。对于文化水平较高的老年患者，可以学习外语，在提高认知能力的同时，还能增加欣赏音乐、观看电影和出国旅行的乐趣。

⑤ 参加老年大学。老年大学中有许多课程可供老年人选择，包括舞蹈课、合唱课、书法课、绘画课、养生课和棋牌课等，充分满足患者的兴趣需求。在老年大学里有许多同龄且爱好相同的老年人聚在一起，

提供了丰富的社交机会。社交互动涉及复杂的大脑功能，如面孔识别、记忆力、注意力、语言技能和执行力等，这与阿尔茨海默病患病风险的降低有关。

阿尔茨海默病患者应在专业医生和治疗师的指导下，根据评估结果以及患者的个人兴趣和需求，制订家庭康复活动计划，按照计划执行并定期随访。康复活动计划需要以下四个原则来制定：①具体原则，活动时间、内容、地点、参与人物需要具体明确；②可实现原则，活动所需要的资源都可以获得，且活动符合患者现阶段的功能水平；③相关原则，活动与患者的需求或者兴趣有关；④适量原则，明确每个活动所持续的时间，不要太短而没有效果，也不要太长而让患者过于疲惫。

示例：王阿姨，今年70岁，爱好舞蹈、唱歌、做手工和打麻将，喜欢和别人交往，退休后与老伴和女儿同住，并在家里帮忙做家务。近几年来，王阿姨的认知功能下降特别明显，经常买菜忘记带钱包，出门容易迷路，见到以前的老朋友也想不起对方的名字，渐渐地减少了社交活动，医院诊断她患了"阿尔茨海默病"。经过专业的评估后，康复医疗团队与患者及家属共同制定了以下的日常康复活动计划。

表 5-1　日常康复活动计划

时间	周一	周二	周三	周四	周五	周六	周日
7:00 ~ 8:00	起床，洗漱，吃早餐						
8:00 ~ 8:30	和家人交流互动						
8:30 ~ 9:30	遛狗，公园散步						
9:30 ~ 11:30	做家务，买菜，做饭，打扫卫生，洗衣服						
11:30 ~ 12:30	吃午餐						
12:30 ~ 14:00	午休						
14:00 ~ 16:00	合唱课	打麻将	去医院	手工课	舞蹈课	见朋友	看电影
16:00 ~ 17:30	自由活动：听音乐，看书，看电视，往事回忆						
17:30 ~ 18:30	吃晚餐						
18:30 ~ 19:30	跳广场舞						
19:30 ~ 20:30	写日记						
20:30 ~ 22:00	洗漱，准备睡觉						

42 如何进行运动功能训练

　　早在公元前 400 多年，希波克拉底就提倡以身体运动促进疾病恢复作为重要的治疗手段。印度和中国早在公元前 1000 年也曾用运动疗法治疗运动损伤。现代所说的运动疗法是利用器械、徒手或自身力量，通过主动、被动或助力运动等，使我们获得全身或局部运动功能、感觉功能恢复的训练方法。

　　运动疗法主要采用"运动"这一机械性的物理因子对患者进行治疗，着重对躯干和四肢的运动、感觉、平衡等功能进行训练，包括关节活动度训练、肌力训练、有氧训练、体操训练、平衡训练、移乘训练、步行训练等。

　　经过长期大量的研究发现，运动疗法对以下 9 个方面有着积极的作用：

　　（1）血压调节。急性运动和慢性长期运动都可降低血压。有氧运动训练的荟萃研究显示，高血压病患者运动使收缩压和舒张压分别下降了 7mmHg 和 6mmHg；而正常健康人运动使收缩压和舒张压分别下降了 3mmHg 和 2mmHg。

（2）血脂控制。大多数研究显示，有氧运动训练可降低血甘油三酯含量，提高高密度脂蛋白含量。长期坚持运动锻炼有助于降低血脂，一次性急性运动也能产生血脂的有益性改变。

（3）体重控制。大多数人口统计学研究表明肥胖与体力活动间存在负相关关系。中度的节食和增加规律运动是长期体重管理的最佳方案。

（4）预防 2 型糖尿病。

许多研究表明，运动对 2 型糖尿病患者有益，其主要好处是运动可以提高胰岛素敏感性。这种效应在一次性急性运动或长期慢性运动后都可以看到。

（5）改善心理健康状态和生活质量。

在规律的运动锻炼中，有氧运动可以改善情绪。而且，规律体力活动可以改善人们心理健康状态和生活质量。规律运动不仅可以减少致残性疾病的发生（如心脏病、糖尿病、癌症和认知功能下降等），还可以提高生活质量水平。

（6）保持骨密度。骨质疏松是一个重要的健康问题。进行规律体力活动可以增加骨密度，减少年龄相关的骨密度下降。

（7）改善睡眠。流行病学研究表明，规律运动可以有助于改善睡眠质量、减少正常工作时间的嗜睡感。

（8）降低患癌风险。越来越多的研究表明，增加体力活动与降低结肠癌患病风险相关，可能还可以降低乳腺癌、前列腺癌和肺癌罹患风险。

（9）改善认知功能。运动可提高认知功能障碍患者的胰岛素样生长因子（IGF-1）水平，降低同型半胱氨酸水平。IGF-1是一种神经营养因子、可促进神经元活性，提高认知功能。同型半胱氨酸具有神经毒性，可破坏认知功能。有氧运动能改善认知障碍患者的信息处理熟读能力和记忆力，提高患者的感觉运动控制，改善认知障碍患者的执行功能和记忆功能。

43 运动能否预防阿尔茨海默病

答案是肯定的，运动可以预防阿尔茨海默病。运动可以增强海马神经发生。有研究表明，运动疗法可减少缺血、缺氧后海马神经元死亡，促进神经元存活，修复受损脑组织，从而改善脑的神经功能与学习记忆功能。学习记忆的细胞和分子基础定位于突触，记忆形成的基础是突触效应增强。运动可以诱导海马增加突触后膜厚度，增强突触结构可塑性，从而提供了改善学习记忆的物质基础。

如何运动来预防阿尔茨海默病呢？行走和体操是抵御老年人衰老和认知功能减退最有效的非药物疗法。

在这里，我们介绍 15 组体操动作，这些体操动作节奏缓慢，没有长时间用力的动作，不需要特殊工具，在家里就可以进行。

首先，尽量选择一个安静的地方，比如客厅、卧室等。最好在早晨进行练习，早上运动会让您更有活力。为了增加体操训练的效果，建议将身心运动结合起来，在体操练习中，集中注意力，控制呼吸，交替完成体操动作和回想动作。下面让我们一起开始体操训练吧！

第一组：头部运动，放松颈椎

缓慢低头，再缓慢仰头，请注意体会动作中身体产生的所有感觉。该动作重复 2 次。接着，保持脖子不动，想象刚刚做的动作，并回想当时的感觉，保持静止状态，这样连续想象 2 次。（图 5-1、图 5-2）

重复以上动作 3 次

头部缓慢左转，然后右转，同时体会动作的感觉，重复 4 次。保持头部不动，连续想象 2 次。（图 5-3、图 5-4）

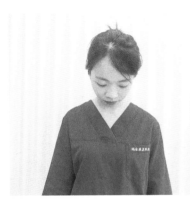

图 5-1

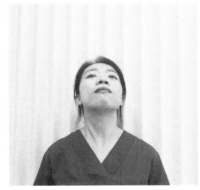

图 5-2

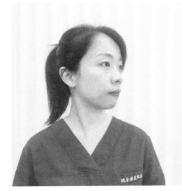

图 5-3

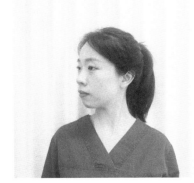

图 5-4

第二组：胸部运动，放松胸背部

站立位，眼睛睁开，下巴贴往胸部，然后慢慢往前弯曲身体，弓起背部。再慢慢直起身体，将下巴贴在胸口，保持尽量长的时间，直到背部完全挺直，再将头部抬起。最后，放松肩膀，回想刚刚完成的动作。（图 5-5、图 5-6）

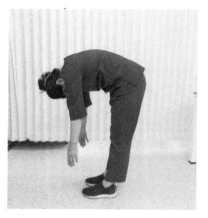

图 5-5

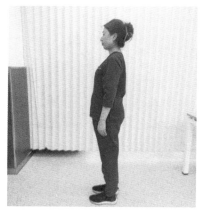

图 5-6

重复以上动作 4 次。

第三组：脊柱运动，放松背部

继续保持站立位，手臂放松地放在身体两侧，可以微微分开双脚以保持平衡。缓慢向右转动髋部，并同时努力向右后方看。然后，缓慢向左转到髋部，并努力朝左后方看。放松肩膀，回想刚刚完成的动作。
（图 5-7、图 5-8）

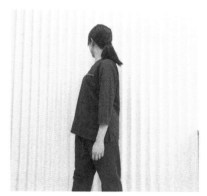

图 5-7

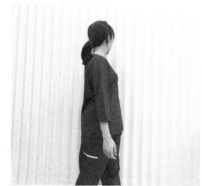

图 5-8

重复以上动作 6 次。

第四组：重心转移，强化平衡能力

睁开双眼，双脚微微分开，双臂向两侧水平展
开。始终保持两脚着地，把身体重心放在右脚，然后
将身体重心转移至左脚，如此重复交替进行，坚持
10 秒钟。做动作时，注意体会自己的感觉。（图 5-9、
图 5-10）

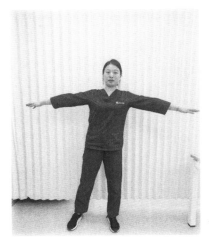

图 5-9

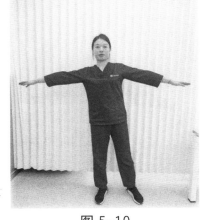

图 5-10

重复以上动作 3 次。

第五组：助力吐气练习，改善呼吸功能

坐姿，双臂张开，上身挺直，深吸气，鼓起胸腔，双臂向两侧打开，保持吸气，然后深呼气，同时双手轻轻按压肋骨下端，向前弯背。（图 5-11、图 5-12）

重复以上动作 3 次。

第六组：上肢运动，改善上肢及躯干控制功能

坐姿，睁开双眼，向前抬起双臂，维持 1 秒，然后放下双臂。感觉手臂的运动。重复以上动作 6 次。（图 5-13、图 5-14）

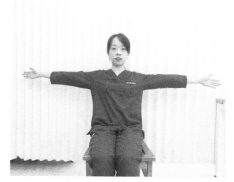

图 5-11

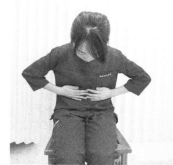

图 5-12

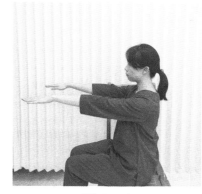

图 5-13

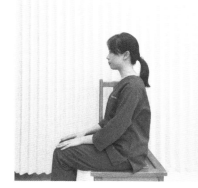

图 5-14

　　闭上双眼，重复以上动作 3 次。

　　坐姿，睁开双眼，抬起右臂向右伸展，想象着在触摸远处的物体，然后收回右臂。向左伸展左臂，收回左臂。重复以上动作 6 次。（图 5-15、图 5-16）

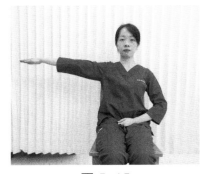
图 5-15

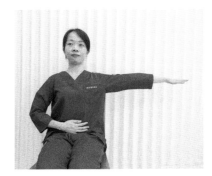
图 5-16

闭上双眼，重复以上动作 3 次。

将注意力集中在手臂伸展的感觉上。

第七组：手部交替运动，改善手眼协调性

向前抬起双臂，握拳，然后打开拳头，再握拳，双手交替进行。重复以上动作 10 次。（图 5-17、图 5-18）

闭上双眼，想象做重复以上动作 3 次。

第八组：手指运动，改善手指功能

用一只手的拇指去触碰该手的其他手指的指尖，先从左往右，再从右往左，然后另一只手也按照相同的动作要领进行练习。（图 5-19、图 5-20）

重复以上动作 4 次。回想这个动作，感受手指触碰的感觉。

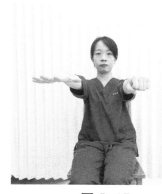

图 5-17

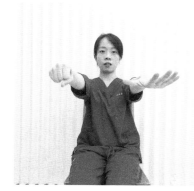

图 5-18

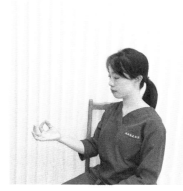

图 5-19

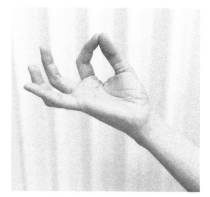

图 5-20

第九组：传球运动，改善协调能力

坐姿，一只手握住一个网球，双手之间的距离约为 40cm，将网球从一只手传到另一只手里。每次传

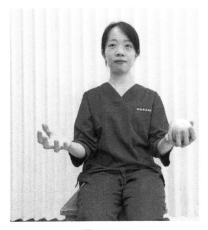

图 5-21

球后，双手重新回到相距 40cm 的位置。（图 5-21）

重复以上动作 10 次。

第十组：抬腿运动，改善下肢运动功能

站在一张桌子前面，双手扶在桌面上，两脚微微分开，抬起左脚弯曲膝盖，将身体中心放在右腿上；然后抬起右腿弯曲膝盖，将身体重心放在左腿。双手仍然放在桌面上，但两腿不要动，回想刚才动作。（图 5-22、图 5-23）

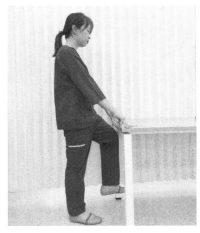

图 5-22

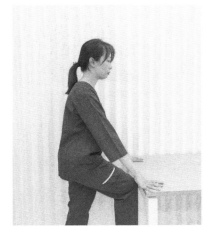

图 5-23

重复以上动作 10 次。

第十一组：踏步运动，改善平衡和协调性

站姿，原地踏步 15 秒，停止后，想象刚才踏步的节奏。

第十二组：走"8"字，改善平衡和协调性

在地上走出一个大大的"8"字，可以使用您的拐杖或助行器等。然后坐下，调整呼吸，闭上双眼，想象并用闭上的双眼追随刚才走出的"8"字。（图 5-24）

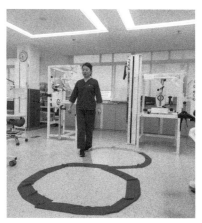

图 5-24

第十三组：交替眨眼，改善面部运动功能

对着镜子，交替眨左眼和右眼，重复 10 次，然后闭上双眼，回想刚才交替眨眼动作。（图 5-25、图 5-26）

第十四组：交替鼓脸，改善面部运动功能

对着镜子，交替鼓起左脸颊和右脸颊，重复 10 次。然后闭上双眼，回想刚才交替鼓脸动作。（图 5-27，图 5-28）

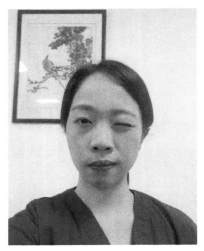

图 5-25

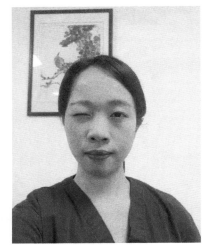

图 5-26

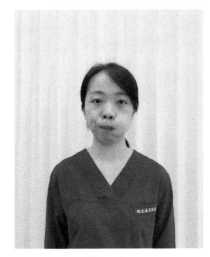

图 5-27

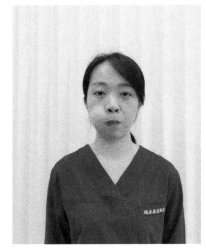

图 5-28

第十五组：左右拉嘴角，改善面部运动功能

对着镜子，向右拉右嘴角，然后向左拉左嘴角。重复以上动作 5 次，然后闭眼，想象自己正在做这样的动作。（图 5-29、图 5-30）

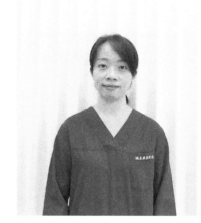 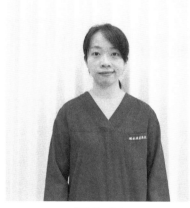

图 5-29　　　　　　　　　　图 5-30

结束后：端坐位，调整呼吸，吸气并保持 5 秒，然后吐气保持 5 秒，最后正常呼吸 10 秒左右。

以上这些动作对老年人的认知和运动能力大有裨益，改善了老年人的时空定位能力，视觉和空间记忆力，耐力活动中管理力量的能力，运动控制的能力，平衡能力、协调性，维持老人对身体的正确认识、充分了解身体在空间内的表现，以及维护身体和自身的良好形象。每天早上做一做，迎接美好的一天吧！

44 替代受损功能的辅助手段

训练阿尔茨海默病功能障碍的康复方法被称为恢复性治疗策略，这类方法能直接改善阿尔茨海默病患者的部分功能障碍。而在功能受损难以逆转的情况下，也存在着许多的辅助手段来提高患者的日常生活能力，这类辅助手段被称为代偿性治疗策略。利用辅助手段来替代受损的功能，可以大大提高患者的生活质量，减轻照护者的工作负担。

（1）记忆障碍的辅助手段。阿尔茨海默病患者无法将许多信息记忆在脑中，可以通过一些便携的工具或记录方法代偿性地记下重要信息。

① 记事本：让患者将需要记住的信息记录在记事本内，如与某人约定见面的时间和地点、亲属的联系

电话、自己的家庭住址。

② 列清单：家人协助患者列出待办事情的清单，如今天需要完成的家务、去菜场需要采购的食材等，让患者完成任务后在上面打钩。

③ 贴标签：在抽屉、柜子等处贴标签，提醒患者里面所储存的物品，以防找不到东西。对于认知障碍较严重的患者，需要在家里的每个房门上贴标签，提醒患者自己的房间、厨房、厕所的位置。

④ 日历：将日历挂在家中的显眼位置，家属需要协助患者及时更新日期，并在日历上备注特殊事件和计划，提醒患者目前的日期及行程。

（2）运动功能障碍的辅助手段。当患者的运动功能障碍影响洗漱、进食、穿衣和如厕等基本生活活动时，可以使用相应的辅助工具以减少障碍带来的困扰。如使用带长把手或粗把手的洗漱用具完成洗漱，使用粗把勺和辅助筷进食，穿着无纽扣的衣服和无鞋带的鞋子，在马桶边上和浴室内设置无障碍扶手辅助移动，使用如厕座椅和尿壶进行如厕等。

当患者无法独立行走时，可以选择助行器辅助行走或选择轮椅作为代步工具。根据患者的步行功能情况，助行器可以选择手杖、拐杖、移动式助行器、电子步行器，轮椅可以选择普通轮椅或电动轮椅。

（3）沟通障碍的辅助手段。辅助沟通系统可以补偿、改善或替代言语表达或书写表达。使用不同的符号来表达，包括手势、图片、文字等；可以使用图片、沟通板、计算机系统等额外的辅具来协助传递信息，也可以仅通过患者自身来传递信息；可以在他人指导下进行表达，也可以让患者自我学习如何表达；可以通过直接选取符号或扫描所要表达的内容来操作辅助沟通系统。当阿尔茨海默病患者与他人的沟通出现障碍时，需要及时让辅助沟通系统介入以辅助患者的信息表达。通过康复医师或治疗师的评估，根据患者的功能水平和实际沟通需求，选择最有效的辅助沟通系统沟通方法。

例如，对于疾病晚期完全丧失言语表达能力的患者，可以制作一个简易的沟通板，上面有吃饭、喝水、睡觉、坐起来、大便和小便等活动的文字和图片，让患者选择自己想要进行的事（图 5-31）。

（4）听力障碍的辅助手段。听力损伤与阿尔茨海默病的发生率具有一定的相关性。及时对听力损失进行补偿，可以预防阿尔茨海默病的发生并减缓阿尔茨海默病的进展，所以使用听力辅助设备十分

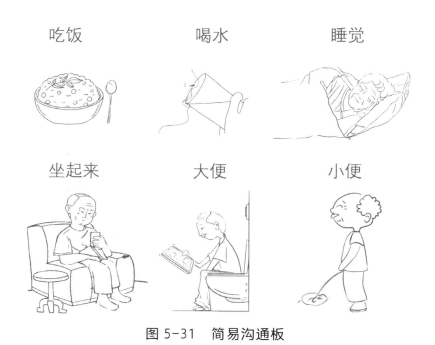

图 5-31　简易沟通板

重要。最常见的听力辅具是助听器，患者应去往医院的耳鼻喉科或专业的验配机构进行助听器验配。通过专业验配的助听器可以针对性地补偿听力损失、符合日常使用需求并满足患者对美观性的要求，切勿上网随意购买未经专业验配的助听器，以免对听力造成进一步损伤。

（顾　琳　金倩倩　雷　茵）

六

阿尔茨海默病的
治疗前景

目前除了美国食品药品监督管理局（FDA）批准
的经典药物治疗以及阿尔茨海默病相关指南推荐的诸
如音乐治疗、认知训练、运动疗法等非药物干预辅助
治疗外，在阿尔茨海默病免疫治疗、干细胞基因治疗、
新型药物研发等诸多领域内正涌现出许多具有不俗潜
力的靶点和制剂，它们已经一定程度上使很多阿尔茨
海默病患者获益，我们相信阿尔茨海默病治疗黎明的
曙光就在眼前。

45 免疫疫苗治疗的研究进展

阿尔茨海默病的免疫治疗核心靶点之一为 Aβ，
通过人源性单克隆抗体增加 Aβ 的清除或减少其生
成是预防和治疗阿尔茨海默病的有效方法。阿尔茨
海默病患者体内抗 Aβ 抗体水平低于健康人，表明
免疫系统能够保护或阻止阿尔茨海默病的发生和发
展，这为疫苗研制提供了理论基础。抗体针对 Aβ
的清除或中和作用机制是复合型式的，多种作用机

制共同或协同发挥作用。针对如何阻断和延迟阿尔茨海默病早期Aβ的聚集以及如何消除已经形成的Aβ斑块沉积，已经有大量研究并找到了很多关键靶点，是近年来阿尔茨海默病治疗的一个重要研究方向。很多靶向Aβ抗体都进入了临床试验阶段，展现出良好的疗效。

2021年6月7日，美国FDA宣布批准渤健（Biogen）公司的单抗药物阿杜卡努马布（Aducanumab）用于治疗早期阿尔茨海默病患者的生物制品许可申请。Aducanumab是自2003年以来美国FDA批准的首个治疗阿尔茨海默病的新药。Aducanumab能够显著降低阿尔茨海默病患者认知能力衰退的速度。

46 干细胞基因移植治疗的研究进展

干细胞基因治疗在再生医学，尤其是神经退行性疾病方面有着广阔的应用前景，各种类型的干细胞已被广泛用于阿尔茨海默病的临床前和临床试验。经过十多年的积累，科研人员已经获得了很多关于细胞类型、给药路径、给药时间等诸多基于干细胞治疗阿尔茨海默病的策略积累。

传统上有多种类型的干细胞可供移植研究，最常用的类型是间充质干细胞（MSCs）和神经干细胞（NSCs）。自从 Friedenstein 团队在骨髓中发现 MSCs 以来，MSCs 一直是研究最多的成体干细胞类型，尤其是在与衰老相关的疾病中。然而 MSCs 疗效的确切机制尚未完全明确，动物试验研究显示可能与神经突触发生、血管生成、细胞凋亡和免疫调节相关。MSCs 通过释放促血管生成因子来增强损伤后的局部血管生成反应。此外，它们还通过激活小胶质细胞而触发免疫反应，而小胶质细胞又能够发挥抗炎作用，进而导致阿尔茨海默病实验模型中 IL-1β 和 TNF-α 等促炎细胞因子水平降低，IL-4 和 IL-10 等抗炎细胞因子水平升高。因此，MSCs 介导的对小胶质细胞的调控可显著减少 Aβ 沉积，改善记忆障碍。

诱导多能干细胞（IPSCs）得益于其具有较高的扩展能力和使用自体细胞的能力，从而减少或消除免疫抑制的需要，也被广泛应用于阿尔茨海默病干细胞治疗领域。值得一提的是，IPSCs 在表现出与 ESCs 相似的分子和功能特征的同时还避免了伦理争议。

目前干细胞基因治疗在阿尔茨海默病的临床模型中有着很好的应用前景，但仍需进一步的研究才能解决多方面的局限性。面临的主要挑战就是干细胞作用机制仍不明晰，特别是对于移植后在体的检测和追踪困难对于试验后期的随访、剂量优化等都是困扰。干细胞输注途径的选择对于试验设计成功与否也至关重要，目前采用最多的还是静脉输注，其有着操作简便、创伤性小的优点。干细胞基因治疗尚处于新兴阶段，需要和其他治疗手段联合使用来治疗阿尔茨海默病，才能够使阿尔茨海默病患者获得更大受益。

47 治疗阿尔茨海默病新药的研究进展

目前国内外上市的阿尔茨海默病传统药物有若干种，如卡巴拉汀、多奈哌齐等，但这些药物只是缓解阿尔茨海默病症状，并非治疗药物。目前，国际上对阿尔茨海默病的发病机制并不十分明确，主流的学说

包括 β 淀粉样斑块沉积、Tau 蛋白异常磷酸化、神经血管单元功能改变、肠脑轴及口腔菌群异常等。面对巨大的医疗需求，全球众多药企进行了大量药物筛选。据不完全统计，全球已有 200 多种阿尔茨海默病候选药物进行过或正在进行临床试验，失败者众多，其中不乏知名药企。

近来在阿尔茨海默病新药领域的重大突破无疑是 2021 年 6 月 7 日，美国 FDA 加速审批通过渤健生物单抗药物 Aducanumab 上市，用于治疗阿尔茨海默病。这是自 2003 年以来，FDA 批准的首款阿尔茨海默病新药。当然，在加速审批的条款下，FDA 还要求渤健公司继续进行新的随机对照试验，以进一步验证该药物的临床效益。

中国国内在阿尔茨海默病新药研究领域也取得了重要进展。2019 年国家食品药品监督管理总局有条件批准了甘露特钠胶囊（GV971）上市的注册申请，用于轻度至中度阿尔茨海默病以改善患者的认知功能。甘露特纳是完全由我国科学家耿美玉团队独立研发的抗阿尔茨海默病药物。甘露特纳活性成分为海洋褐藻中提取的低分子酸性寡糖化合物，前期研究结果提示其作用于肠道菌群，纠正阿尔茨海默病相关病理变化，以改善认知功能。该药从天然藻类中提取活性成分，人体不良反应较小，目前正在国际范围内进行多中心临床试验，以进一步验证疗效。

（李建平　王　刚）

七

阿尔茨海默病的
伦理和法律问题

阿尔茨海默病的治疗以及管理已然成为了一个涉及医学、法律、伦理的社会问题。由于其疾病特点以及人群涉及的广泛，伦理问题日益突显。这些伦理问题涵盖诸多方面，诸如医疗决定、财产经济决定、管理个人、独立居住、参与法程序等（图7-1）。

生前遗嘱　　　安全驾驶规则　　财务和财产规划　　医疗和财务委托人

图7-1　阿尔茨海默病患者的伦理问题

48 如何告知阿尔茨海默病的诊断

阿尔茨海默病对于患者和家属来说往往象征着羞愧，是一种导致歧视、排斥和社会孤立的病症，由于其不良的预后以及担忧被歧视、排斥等诸多社会因素，会出现患者本人不愿接受、害怕接受，患者家属不愿告知、不敢告知的现象。但从伦理学的角度来看，对阿尔茨海默病患者的疾病告知，体现着医疗人员对于这一类人群的尊重。并且由于早期阿尔茨海默病患者保留了一定的记忆和对诊断的自知力，能够发挥一定的主观能动作用，在此基础上的治疗与管理于患者以及家属来说能够获得更大的受益。目前，大多数临床医师和机构推荐告知诊断实情，而且建议告知疾病的性质、预后以及现有的治疗方法。

除此之外告知患者实情也有诸多的好处：能够减轻患者对自身痴呆症状的焦虑和疑惑；使患者可在失去能力前做出关于医疗、财产和生命规划的重要决定；给予患者独立做出治疗决定的机会，能够进一步地保障患者的自主性权力。然而，随着病情的进展，患者的认知能力进一步下降，对自身疾病认知、治疗抉择的能力逐步缺失，给病情告知带来挑战。因此，选择在疾病早期进行告知是不错的选择。

上海交通大学医学院附属瑞金医院王刚课题组的研究发现，在 175 名受访参与者中，大多数（95.7%）人（平均受教育 14.2 年）希望知道自己是否被诊断为阿尔茨海默病，97.6% 的人希望医生告诉他们的家人他们是否被诊断为阿尔茨海默病。如果参与者的家庭成员患有阿尔茨海默病，82.9% 的人希望得到诊断并向患者透露。然而，疾病的告知会遇到较多的问题。一项德国的荟萃分析显示，尽管大部分的受访者认为早期告知会对疾病预测以及规划有好处（73% ~ 75%），但同时也被认为会带来较大的精神压力（82%）以及自我的否定感（70%）。因此，关于阿尔茨海默病的疾病告知，需要专业人员的决策和指导。

49 如何告知坏消息

老张 5 年前罹患上了阿尔茨海默病，这个月老张的老伴不幸因病去世了，是否要告诉老张老伴去世的消息可愁坏了老张的一众子女。

事实上，向阿尔茨海默病患者透露坏消息通常会引发一系列伦理问题。当患者并不能理解或接受坏消息时，是否还应该告知患者？告知信息的的人便会陷入一个两难的处境：一方面是告知患者的道德要求；

另一方面则是通过善意的谎言，保护患者不受坏消息影响的需要。

阿尔茨海默病患者在接受坏消息之后会出现一系列精神心理问题诸如焦虑或抑郁。多项荟萃分析都已经证明抑郁是痴呆发生的危险因素，会进一步加速痴呆的恶化，对于阿尔茨海默病患者的治疗与管理来说十分不利。因此在告知坏消息的时候需要专业人员的帮助。

在进行告知前，临床医师应当提前了解个体的相对认知水平，对个体能理解多少以及处在何种水平做出判定。但即使在疾病晚期，患者认知情况较差时，也不应该假定个体没有情绪反应。对于告知的地点与时间来说，应保证隐私、保密，足够的叙述和处理患者反响的时间；在告知时，有给予支持的亲朋在场或能够更好地缓解患者的痛苦；如预期可能出现创伤反应，应数小时内请到一位心理医师会诊，以提供进一步专业的心理辅导；在告知坏消息的内容上，应注意要包含该事件的必要细节，但不做不必要的过度详细阐述，同时需要做好额外的细节准备用以回应患者可能提出问题，以便更好地安抚患者、解答患者的疑惑。

50 如何准备预先指示

　　预先指示是指有决定能力的患者对自身将来丧失表意能力时接受医疗照护而事先做出的一种合理、合法的安排和指示。预先指示最开始被称之为"生前预嘱"，由美国路易斯·库特纳博士于 1969 年首次提出，直至 1976 年，加利福尼亚州通过了《自然死亡法案》，象征着首部承认生前预嘱合法的法律出台。目前，我国尚未对预先医疗指示进行特别立法。但《中华人民共和国老年人权益保障法》规定："具备完全民事行为能力的老年人，可以在近亲属或者其他与自己关系密切、愿意承担监护责任的个人、组织中协商确定自己的监护人。"在疾病早期，患者认知功能相对完善，有足够的能力对自己后期医疗措施进行抉择。预先指示的内容包括一份代理声明，指定一名代理人为个体在他（她）失去能力时做决定。配偶和成年子女是最常被指定为代理人的个体，其次是父母、兄弟姐妹和其他亲属；一份生前遗嘱，指定个体在他（她）缺乏精神上的决断能力时关于医疗决定的选择，如有关宗教原则或人生观的指导医学决策的声明，发生心肺骤停时心肺复苏和人工呼吸的使用，个体无法进食和饮水时静脉补液和饲管的使用，昏迷或持续植物状态时人工生命支持的使用，研究的参与器官或组织捐献和尸检的意愿。

作为一种先进的法律思维，预先指示不仅仅用于已经罹患疾病的患者，所有个体应该考虑在痴呆发病前，或最迟在痴呆早期，在照护者的帮助下执行以下预防性法律步骤中的三种：

预先指示：个体应该准备一份生前遗嘱并指定一名长期的法律代理人代理医疗决定和研究参与。他（她）应当指示法律代理人遵守生前遗嘱的方针。

财产计划：如果个体处于痴呆早期，他（她）应当准备一份遗嘱并考虑包含一份能力声明（伴随一份录像带）。

选择代理人：向家庭成员告知自己的意愿和代理人的人选。

因此，在这种情况下需要从法律法规政策、健康宣教、媒体宣传等多个方面采取措施，营造一个良好的氛围，从而提高预先指示的知晓度和接受度，提高疾病的治疗与管理能力，提高患者自主权的实现程度。

51 阿尔茨海默病患者可以驾驶吗

　　由于阿尔茨海默病是一种进行性疾病，在疾病早期，患者的认知功能仍较为完善，故不应完全限制其驾驶能力。大多数研究人员以及相关机构倾向于保留轻度阿尔茨海默病患者驾驶的资格，因为大多数人可以继续安全驾驶较长时间。但由于缺乏对认知水平的评估，通常并不能很好地确定何时停止患者的驾驶资格。因此我们需要用合适的方法去评估阿尔茨海默病患者是否能够安全地进行驾驶。通常来说，驾驶能力障碍的临床预测因素包括个体短时记忆能力的下降和 MMSE 评分的减少。因此需要经过多个认知测试的综合评估，对多种认知领域进行全面的描述从而获得个人的驾驶表现，更加科学合理人性化地做好保障阿尔茨海默病患者基本权利的工作。

　　随着社会不断的进步，患者及家属对于生存质量的要求也不断提高。作为医疗人员，在当今社会背景下，应当充分地了解和尊重阿尔茨海默病患者，充分实现患者及其家属的应有权利，与患者及其家属一起制定合适的治疗方案，共同提高治疗及管理水平。同时也应提高对预先指示、临终关怀等理念的宣教，树立合理、健康的治疗管理观念。

（王金涛　王　刚）